常见病的治疗与调养丛书

风湿病的治疗与调养

上海科学技术文献出版社
Shanghai Scientific and Technological Literature Press

大字本

三分治　七分养

图书在版编目（CIP）数据

风湿病的治疗与调养／王仑编. —上海：上海科
学技术文献出版社,2018
ISBN 978－7－5439－7648－1

Ⅰ.①风… Ⅱ.①王… Ⅲ.①风湿性疾病－防治
Ⅳ.①R593.2

中国版本图书馆 CIP 数据核字（2018）第 125918 号

组稿编辑：张 树
责任编辑：苏密娅

风湿病的治疗与调养

王 仑 编

*

上海科学技术文献出版社出版发行
（上海市长乐路 746 号 邮政编码 200040）
全国新华书店经销
四川省南方印务有限公司印刷

*

开本 700×1000 1/16 印张 16 字数 320 000
2018 年 7 月第 1 版 2018 年 7 月第 1 次印刷
ISBN 978－7－5439－7648－1
定价：45.00 元
http://www.sstlp.com

目　录

风湿病患者诊疗及生活宜忌　13

風濕病的治療與調養

风
湿
病
的
治
疗
与
调
养

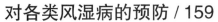

认识风湿病

凡表现为关节疼痛、局部肿胀、运动功能障碍，不论病因如何，均列入风湿类疾病的范畴，或统称为风湿病。

什么是风湿病

现代医学所指的风湿病，主要从临床角度出发。凡表现为关节疼痛、局部肿胀、运动功能障碍，不论病因如何，均列入风湿类疾病的范畴，或统称为风湿病。

风湿病通常分哪些类型

按照美国风湿病学会 1983 年提出的议案，风湿病可分为十大类，包括 100 多种疾病（此方案目前已被广泛采用）。

（1）全身性结缔组织病。包括风湿性关节炎、类风湿关节炎、风湿热、系统性红斑狼疮等。

（2）脊柱关节炎。包括强直性脊柱炎、赖特综合征、银屑病关节炎、肠病性关节炎等。

（3）骨性关节炎。骨关节病、退行性关节病、肥大性关节炎、增生性关节炎。

（4）感染性风湿病。指各类病原体侵入关节引起的关节炎症，临床多见且比较严重的是细菌性关节炎。

（5）代谢与内分泌疾病伴发的风湿性疾病。常见的如痛风、淀粉样变性、肢端肥大症等。

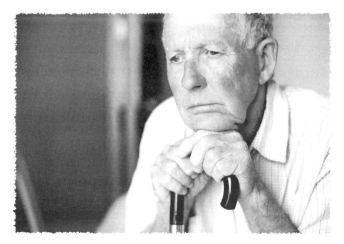

（6）肿瘤。包括原发性和继发性肿瘤。

（7）神经血管疾病。包括 Charcot 关节（即神经病变性关节炎）、压迫综合征、反射性交感神经营养障碍、雷诺病等。

（8）骨与软骨疾病。包括骨质疏松、骨软化等。

（9）关节外疾病。包括关节旁损害，如滑膜炎、腰损伤等。

（10）其他疾病。包括药物性损害、类肉瘤病、间歇性关节积液等。

上述十大类疾病中，以前三类最为多见。因此，通常所说的风湿类疾病主要指全身性结缔组织病、脊柱关节炎和骨关节病。

风湿病的类型自我诊断

一旦出现下列症状，可考虑自己患了哪类风湿症：

（1）关节疼痛。一般来说，不同的风湿病其关节受累的部位及疼痛的性质也不一样。

风湿性关节炎通常表现为膝、髋、踝、肘、肩、腕等全身大关节游走性疼痛；类风湿关节炎炎主要表现为腕、掌、指、趾等小关节对称性、持续性疼痛；强直性脊柱炎主要表现为髋、骶、膝、踝等关节非对称性、持续性疼痛；骨关节痛主要表现为膝关节单侧或双侧疼痛，休息后减轻。风湿病的关节酸胀、疼痛具有随天气季节变化的特点。

（2）晨僵。患者晨起或休息较长时间后，常感到关节、肢体、腰部等受累部位有僵硬感及疼痛感等。关节呈胶黏样僵硬感，活动后方能缓解或消失。此症在类风湿关节炎、强直性脊柱炎、骨性关节炎中最为突出。可持续数小时，在其他关节

風濕病的治療與調養

炎中则持续时间较短。

（3）关节肿胀和压痛。

①肿胀：因骨质增大造成肿胀，按起来如骨样坚硬，不能移动；因关节内或关节周围软组织增生肥厚而造成的肿胀，与健康组织对照手感不同；因积液或积血造成的肿胀有波动感。

②压痛：一些功能性疾病往往没有明显的压痛点或压痛很轻，通过压痛点常可以比较准确地找到病变部位。压痛程度可反映病变的轻重。

（4）关节畸形和功能障碍。指关节非正常的外形和活动范围受到限制，如膝关节不能完全伸直、手指的掌指关节尺侧偏斜、关节半脱位等。这些改变都与软骨和骨遭破坏有关，在类风湿关节炎中最为常见。

风湿病可分为几期

风湿病按照病变发生过程可以分为以下三期：

（1）变性渗出期。结缔组织中胶原纤维分裂、肿胀、形成玻璃样和纤维素样变性。本期可持续 1 ~ 2 个月，恢复或进入第二、三期。

（2）增殖期。本期会在上述病变的基础上出现风湿病特有的体征，即出现固有病变风湿性肉芽肿或风湿小体，这被认为是判断风湿病的依据，并且是风湿活动的指标。小体中央有纤维素样坏死，其边缘有淋巴细胞和浆细胞浸润，并有风湿细胞。风湿细胞呈圆形、椭圆形或多角形，具有明显的核仁，有时会出现双核或多核，形成巨细胞。到后期风湿细胞会

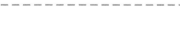

变成梭形,状如纤维细胞,进入硬化期。此期持续 3～4 个月。

（3）硬化期。纤维细胞减少,纤维组织增生,在肉芽肿部位形成瘢痕组织。由于本病常常反复发作,上述三期病理改变可交错存在。第一期及第二期中常伴有浆液的渗出与炎症细胞的浸润,这种渗出性病变在相当大的程度上决定着临床上的各种显著症状的产生,在关节和心包中的病理变化以渗出性为主,而瘢痕的形成则主要限于心膜和心肌,尤其是瓣膜。

导致风湿病原因有哪些

风湿病的发病机制至今虽尚未明了,一般认为与遗传因素、药物因素、感染因素、内分泌因素等有密切关系。

例如,免疫机制在风湿和风湿痛中发挥了重要作用。风湿和风湿痛的组织损害是由于体内免疫系统功能异常或出现自身抗原,产生免疫性病理作用,直至自身组织损害。风湿和风湿痛出现的组织损伤是由于体内自身免疫反应介导的炎症过程引起的。介导方式主要有以下两种:

（1）免疫复合物介导的免疫病理机制,即由免疫复合物介导的炎症作用而导致的组织损伤。

（2）细胞介导的免疫病理机制,即由细胞免疫介导的炎症作用而造成的组织损伤。

由于上述两种组织损伤分别独立发生时的生物效应均为炎症性损伤,所以,两种损伤同时发生时,其生物效应仍为炎症性损伤。

感染是本病的重要发病机制。细菌的局部感染,使关节肿胀、损害,是细菌性关节炎的主要病因。风湿热是感染了溶血性链球菌而致的全身性结缔组织疾病;类风湿关节炎有学者认为是持续的微生物感染所引起的,如感染了衣原体、分枝杆菌、肠道细菌、EB病毒等均可导致本病的发生。

中医是怎样论述风湿病的

中医理论认为,风湿病是人体正气亏虚、营养失调、感受六淫之邪,或日久正虚,内生痰浊、瘀血、毒热,从而正邪相搏,使经络、肌肤、血脉、筋骨乃至脏腑气血闭阻,而致肢体疼痛、麻木、肿胀、变形、僵直等。

中医对风湿病是怎样分类的

中医学认为,风湿病是一种复杂的慢性疾病,由于病因、病机各不相同,在表现上各有特点,因此分类较多。比如按病

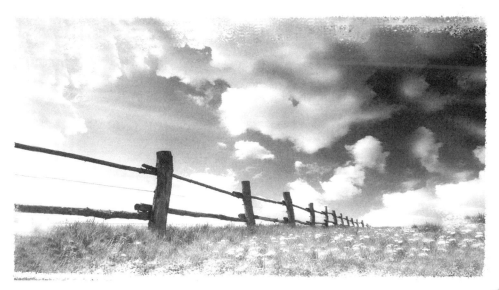

风湿病的治疗与调养

因分类,可分为风痹、湿痹、热痹、燥痹;按病位分类,可分为皮痹、肌痹、脉痹、骨痹、心痹、肺痹、脾痹、肾痹、肝痹;如按临床表现分类,可分为着痹、周痹、历节风、痛风、鹤膝风、漏肩风、顽痹等。

什么是中医学所说的风邪痹阻证

风邪痹阻证也称为行痹、风痹。是风邪偏重,痹阻经络而致。临床表现为肢体关节疼痛,游走不定,痛无定处,发无定时,时轻时重,遇风加剧,随天气变化而作,恶风不欲去衣,汗出头痛,肌肤麻木,或肢体微肿,舌质淡白,脉浮弦或浮濡等。

什么是中医学所说的湿邪痹阻证

湿邪痹阻证也称着痹、湿痹。是湿邪偏重,胶阻经络所致。临床表现为关节重着,肿胀疼痛,固定不移,肌肤麻木,肢体水肿而沉重,骨节屈伸不利或者皮下结节,胸闷纳呆,腹胀身倦,小便不利,大便黏滞,舌苔白腻,脉濡缓或弦滑等。

什么是中医学所说的寒湿痹阻证

寒湿痹阻证也称为寒痹、痛痹。是寒邪内侵,经络凝滞,气血不通所致。临床表现为关节冷痛,固定不移,遇寒加剧,得温则减,畏寒肢冷,甚至肢体拘挛,屈伸不利,舌苔白滑,脉弦紧或沉迟等。

什么是中医学所说的湿热痹阻证

湿热痹阻证也称为热痹、湿热痹。是热邪偏盛,湿热相搏,阻滞经络所致。临床表现为关节灼热疼痛,局部喜冷怕热,口渴汗出,烦闷不安,或发热,小便短黄,大便干结,舌红,苔黄腻,脉滑濡等。

什么是中医学所说的痰瘀痹阻证

痰瘀痹阻证也称为顽痹。由风湿日久,痰浊内生,阻滞经络、骨节所致。临床表现为关节疼痛,痛如锥刺,固定不移,关节肌肤紫暗,局部肿胀而硬,按之有硬结,肢体麻木,关节屈伸不利,甚至僵硬、变形,面色灰暗,腿、脸水肿,或胸闷痰多,舌质紫暗,苔白腻,脉弦涩或细涩等。

什么是中医学所说的气血两虚证

气血两虚证常见于风湿病的中晚期,如历节风、脉痹等日久不愈者,主要是由风湿日久,损伤气血所致。临床表现为关节肌肉酸痛无力,活动时加剧,或肢体麻木,面黄无华,饮食减少,舌淡苔薄,脉细弱等。

中医学是怎样解释肝肾不足证的

肝肾不足证多见于肝痹、筋痹、骨痹。是风湿日久,肝肾损害所致。临床表现为筋骨萎软,下肢乏力,腰膝酸痛,足跟疼痛,肌肤麻木,筋脉拘挛,步履困难,关节变形,屈伸不利,舌淡苔白,脉细弦而弱等。

哪些因素可诱发风湿病

诱发风湿病的因素主要有以下几种:

（1）性别。类风湿关节炎在任何年龄均可发病，而女性发病率是男性的 2～3 倍。其中绝经期为发病高峰。

（2）年龄。系统性红斑狼疮多见于年轻女性，这可能和雌激素与孕激素等有关。又如，风湿热好发于儿童和青少年，发病机会男女均等。

（3）遗传因素。该因素和类风湿关节炎、系统性红斑狼疮、强直性脊柱炎均有关。另据遗传学及免疫学等报道，遗传因素与痛风、风湿热等也均有密切关系。

（4）感染。如微生物感染与类风湿关节炎有关，这些微生物包括支原体、各种菌属及细小病毒等。而慢性病毒感染学说及链球菌与结核感染也均与系统性红斑狼疮有关。又如，从临床、流行病学及免疫学等方面的资料来看，风湿热的发病与甲型溶血性链球菌感染有关。

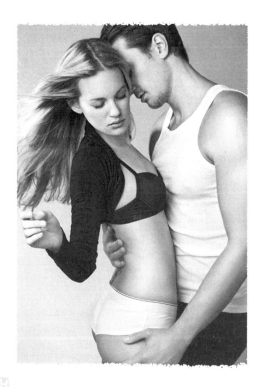

（5）性激素。例如，雌激素可刺激类风湿关节炎的发生，而孕激素可以减少该病的发生。又如，系统性红斑狼疮好发于青年女性，妊娠、分娩及月经周期的变化，对病情的进展和预后均有影响。

（6）药物。系统性红斑狼疮患者中，药物诱发该病的人数占 3%～12%。

（7）其他。包括物理及化学因素、环境、机体素质等,也均是重要的诱发因素。例如,创伤、劳损与颈椎病密切相关。又如,系统性红斑狼疮患者有 30% 以上伴有光敏感,且寒冷和严重的外伤因素也常引起自身组织细胞的变性而刺激机体产生抗体。

发现风湿病及早就医有什么好处

当身体健康情况有变化或感到身体某一部分有异常的症状出现时,应尽早就医,这是保护身体健康的要点。如果出现关节、肌肉、筋骨等酸、麻、肿、重、痛等风湿病症状,尤应及早就医,进行检查、诊断,及早治疗。

据有关资料报道:假如发病头两年内治疗不当,90% 的关节损伤将在此期发生,大约 30% 的患者最后可引起关节残疾,或引起其他的并发症。也就是说,早发现、早诊断的最大意义就是要进行早期、合理、有效的治疗,最大限度地控制病变进一步发展,防止关节损伤、残疾,在治疗上起到事半功倍的效果。

风湿病患者在治疗中应避免哪些误区

误区一:风湿病虽然难治,但并不是无药可治,有一部分患者道听途说,认为风湿病是不治之症,往往背上了"死不了,活受罪""轻了是懒汉,重了是瘫痪"等思想包袱,从而产生悲观情绪,对疾病的治疗失去了信心,因而错过最佳、有效的治疗时期,致使疾病更进一步恶化、发展,增加残疾的程度。

误区二:与上述观点的人相反,有些人认为关节、腰腿疼痛不影响吃、不影响穿，不是什么大病，疼痛厉害了，吃些止痛片即可，只要能止住疼痛就算了。这种想法更是要不得。风湿病是一种慢性渐进性疾病，得风湿病后如果不及时治疗就会使病情发生迁延。使风湿病一步一步发展、恶化而导致残疾。

风湿病患者
诊疗及生活宜忌

风湿性关节炎是溶血性链球菌所致上呼吸道感染后引起的一种反复发作、急性或慢性的全身结缔组织的炎症疾病，以心脏和关节受累最为明显。

各种风湿病症状与诊断

风湿热

什么是风湿热

风湿热是一种反复发作、由 A 组乙型溶血性链球菌感染后引起的急性或慢性全身结缔组织疾病。主要累及关节、心脏、皮肤、中枢神经系统、血管及浆膜等胶原组织。该病多发于冬春阴雨季节，潮湿和寒冷是该病重要的诱因。本病初发多见于儿童和青少年人群，男女患病比例差不多。

患风湿热会出现哪些症状

风湿热的主要症状为：

（1）前驱感染。发病前 3 周左右有上呼吸道感染症状，轻重不等，通常数天自愈。

（2）发热。多数为中度发热，持续 3～4 周。少数可为短期高热。轻者可为低热，不典型病例甚至不发热。

（3）心肌炎。小儿时期风湿热心脏症状突出，根据病例学统计，所有病例均有心脏受累，只是轻重不同而已。心肌受累是最常见的，可出现与体温升高不成比例的心率加快、心音低钝、心律异常，如期前收缩、心脏明显扩大，甚至出现心力衰竭等。此外，也常累及心内膜、心包等。

（4）关节炎。特点为慢性游走性及多发性，以膝、肘等大关节部位为主，关节局部表现为红、肿、热、痛，症状数日消失，不留畸形。轻者只有关节痛，但关节炎症状较轻者，常并发心肌炎。儿童时期关节炎症状一般不像成人那样突出。

（5）舞蹈病。这是风湿热的主要表现之一，发生率为30％左右，可单独存在或与其他风湿热症状并存，但很少同时有关节炎。其体征是不规则、不自主的运动。在兴奋和注意力集中时较重，入睡后消失。可有肌无力，表现为交替握力，即握力时而增加，时而减弱。有情感障碍，表现为无端地哭泣、烦躁等。感觉无障碍。多发于学龄女童中，青春期后大为减少。舞蹈病出现于发病数月后，故常不发热，其他辅助检查多正常，病程1～3个月，不留后遗症。

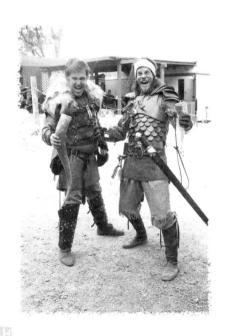

（6）皮下结节。常出现在骨表面突出处、肌腱附着处，或关节伸侧的皮下组织，较硬，多如豌豆大小，个别大到直径1～2厘米，与皮肤无粘连，多无压痛，数目可多可少，通常2～4周消失，但会反复发作。

（7）环形红斑。环形红斑在风湿热的诊断中有特征性意义。这是一种皮肤的渗出性病变，表现为大小不等的环形或半环形、边缘稍隆起的淡红色皮疹。环内皮肤颜色正常，无痛及痒感，多见于躯干及四肢屈侧皮肤，而不出现在面部。红斑时隐时现，无脱屑及色素沉着。环形红斑通常在一段时间内反复出现，但与风湿活动不一定同时发生。

（8）其他。风湿热患儿通常表现为困乏无力、食欲不振、面色苍白、鼻出血等症状。不少患儿还伴有腹痛症状，有时甚至会误诊为阑尾炎。

风湿热患者平时要保持什么样的心态

很多专家都指出，好的心态能使疾病向良性化发展。因此，建议各种疾病患者平时要多参加娱乐活动。娱乐活动包括文娱、文艺、体育等方面的内容，如唱歌、跳舞、下棋、看电影、读书、绘画、咏诗、太极拳、太极剑、气功、骑自行车、旅游等都属于娱乐活动。

在日常生活中，风湿病患者多参加娱乐活动，可以转移患者的注意力，以减轻疾病带来的心理压力；有助于患者增强战胜疾病的信心；有助于提高患者的兴趣和热情，增进人际关系，克服孤僻、衰退、离群独处等心理不适，从而促进疾病的康复。此外，适度运动可以改善血液循环及代谢，增强体质与毅力，利于改善和恢复关节的运动功能，并有效预防关节骨质疏松与强直、挛缩和肌肉萎缩。

急性风湿热患者卧床期可选择哪些保健方法

急性风湿病患者卧床期间，可做一些轻微的锻炼活动，

风湿病的治疗与调养

以使周身的组织保持活力。锻炼时可采用以下几种方法：

（1）干沐浴（自我按摩）。浴手、浴臂、浴头、浴眼、浴鼻、浴胸、浴膝。

（2）鸣天鼓。用两手掌心紧按两耳孔，两手手指轻击后头枕骨十几次。

（3）旋眼睛。两眼向上下、左右旋转各5～6次。

（4）叩齿。上下牙齿互相轻叩击30多次。

（5）鼓腮。闭口咬牙，口内如含物，用两腮和舌做漱口动作30次。漱口时，口内多生津液，等津液满口时再分三口慢慢下咽。

（6）搓腰眼。两手心搓热，紧按后腰部用力向下搓至尾间部；上下30次。

（7）揉腹。两手心揉腹，在脐孔周围自左至右、自右至左作圈状揉按。

（8）搓脚心。搓脚心涌泉穴各80次。

风湿热患者日常饮食应坚持什么原则

（1）饮食宜以高蛋白质、高维生素、易消化的食物为主，通过合理的营养搭配，以促进患者食欲，满足机体对营养物质的需要。

（2）食疗时应针对不同的体质，以"虚则补之，寒则热之，损者益之，热者寒之"为原则。如寒痹症者可选用胡椒、干姜、白花蛇等食物；热痹症者可选用薏苡仁、绿豆芽等食物。

（3）食疗的食物，通常采用蒸、炖、煮、煲汤等方法，尤以炖、煲汤为佳。药物与食物的比例应合理，一般应以食物为主，药物为辅。烹调时一般不采用炸、烤、爆、油煎等方式，以免影响药效。

风湿性关节炎

什么是风湿性关节炎

风湿性关节炎是溶血性链球菌所致上呼吸道感染后引起的一种反复发作的急性或慢性的全身结缔组织的炎症疾病，以心脏和关节受累最为明显。由于多数关节炎是风湿热的早期症状之一，其关节受影响的成人占91.7%，儿童占55.7%。由于本病发病较急，病初全身多以发热和显著的关节红、肿、热、痛为主要表现，如不积极治疗，则会形成慢性风湿性关节炎，一些患者甚至会丧失劳动能力和生活自理能力，约50%的患者可发展成心脏病而危及生命。

患风湿性关节炎会出现哪些症状

风湿性关节炎分急性和慢性两种类型，慢性风湿性关节炎患者多见于中老年人群。本病虽有长期关节疼痛，但无关节活动功能障碍。起病时多有周身疲乏、食欲减退、出汗、烦躁等症状。大多数患者均可出现发热，呈不规律低热或中度发热，也有呈弛张热或持续高热者。局部症状主要表现为关节红、肿、热、痛等。病变主要侵犯膝、踝、肩、肘、腕等大关节，但少数也侵犯四肢小关节及颞颌关节和脊柱关节。特点是关节疼痛，呈游走性，也可以数个关节同时受累。关节外症状包括心脏病变及皮肤改变。

心脏炎是风湿性关节炎中最为重要的临床表现，是风湿性心脏病的主要原因。在临床上，主要以心肌炎为主，其主要症状有胸闷、心悸、心前区不适或疼痛等。皮肤改变主要表现为结节性红斑及环形红斑，且以环形红斑多见，好发于四肢内侧和躯干。多为淡红色环状红晕，其结节性红斑好发于小腿。起初不红，按之有压痛，其后呈红色结节，消退后有色素沉着。

风湿性关节炎容易与哪些病症相混淆

（1）类风湿关节炎。所有年龄均可患病，以 30 ~ 50 岁多见，女性为多，病因不甚明确，起病较缓慢或隐匿，病变侵犯以近端指间关节、趾关节等四肢小关节为主，呈对称性肿痛，病程长，易致关节畸形，抗"O"一般不高，类风湿因子（RF）常阳性，X 线检查有骨质改变。

（2）痛风性关节炎。多发于中老年男性，受累关节多为小关节。血尿酸水平增高，抗"O"正常。痛风性关节炎发作一般持续 1 周左右，仅有极少数可持续 1 个月以上。用秋水仙碱治疗有明显的效果。

（3）风湿寒性关节痛。以风湿寒邪为主，表现为关节肌肉疼痛、酸麻、沉重、活动不灵或因痛受限。血沉多数正常，少数稍快，抗"O"、RF 均为阴性。X 线检查大多数骨质正常，部分患者可并发骨质增生。

风湿性关节炎检查会出现哪些结果

（1）实验室检查。血沉增快；C 反应蛋白增高；白细胞计数升高；类风湿因子（RF）和抗核抗体（ANA）均为阴性；约有 80% 的风湿性关节炎患者抗"O"增高，常在 1 : 800 以上。

（2）关节液检查。常为渗出液，轻者白细胞计数可接近正常，重者可达 80×10^9 克／升（80000 克／立方毫米）以上，多数为中性粒细胞。细菌培养呈阴性。

（3）X 线检查。关节 X 线片可见到关节面模糊，有侵蚀性损害。在发病早期近关节处骨质疏松，软组织肿胀，骨质有侵蚀现象。晚期关节软骨坏死，致使关节间隙变狭窄及纤维化。

风湿性关节炎患者日常应注意哪些事项

（1）注意气候变化，天气剧变寒冷时，及时添加衣服。注意保暖，预防感冒。

（2）居住的房屋应向阳、通风、干燥，保持室内空气新鲜，床铺要平整，被褥轻暖干燥，常常洗晒。不要在风口处睡卧。

（3）洗脸要用温水。晚上洗脚，热水应能浸至踝关节以上，时间在 15 分钟左右，以促使下肢血液流畅。

（4）汗出较多者，要用干毛巾擦干，衣服、被褥被汗湿后应及时更换、洗晒，避免受凉受湿；夜间出现盗汗者，可用五倍子粉加水调匀，在睡前敷于肚脐处；大便秘结者，应多吃新鲜蔬菜、水果，保持大便通畅。

（5）坚持锻炼身体，增强体质，提高自己的抗病能力。

（6）应进食高蛋白质、高热量、易消化的食物，少吃生冷、油腻、辛辣刺激的食物。

（7）保持良好的精神状态，正确对待疾病，避免焦虑急躁、情绪低落。

女性风湿性关节炎患者常做有氧运动有什么好处

一项小规模的研究结果显示,结合肌力训练和有氧健身的运动计划可以帮助长期受风湿性关节炎困扰的女性改善健康状况。研究人员称,保持肌肉和心脏的健康,也许可让风湿性关节炎患者更能保持进行日常活动的能力。

芬兰于韦斯屈莱中心医院的研究人员对23名患风湿性关节炎的妇女进行了研究,其中半数处在患病初期,而另一半则已患病多年。她们的病情全部稳定,没有人出现发炎症状。研究发现,经过21周有氧运动的女性患者,其心血管健康和肌肉力量都有所提升,有氧运动包括骑健身脚踏车、步行、阻力练习等方式。

研究人员认为,这些患者不必进行大量运动就可以达到以上成效。这项运动计划要求患者在2周内进行3次有氧健身活动,以及3次肌力训练。研究人员指出,最重要的是她们每人的运动计划应由保健专家监督,这样做既确保安全,又能适时调整每人的运动计划,进而最有效地加强她们的耐力和肌肉力量。

风湿性关节炎患者日常饮食应坚持什么原则

(1)饮食有营养。饮食应以高蛋白质、高热量、易消化的食物为原则,少吃辛辣刺激、生冷、油腻的食物。

(2)饮食要节制。在饮食方面要定时、定量,食物的软、硬、冷、热均要适宜。不能认为体质虚弱、营养不够而暴饮暴食,这样只会增加胃肠道负担,对消化功能带来伤害。

(3)饮食宜清淡。由于风湿性关节炎患者长期服药,加之疼痛时更是不思饮食,所以饮食宜清淡,使患者保持良好的胃口,避免脾胃功能受到损害,从而增强抗病能力。

（4）饮食不宜偏食。对于肉类、蔬菜及水果,不能只偏食几种或一种,合理搭配饮食,才能获得科学合理的营养。

（5）合理应用食补与药补。食补、药补对于风湿病患者来说都很有益。但是要根据个人不同的体质来因症实施。体内有湿热或舌苔黏腻者,不宜多食牛奶、豆浆、麦乳精、巧克力之类的食物,否则会引发腹胀不适,降低食欲;脾胃不和或湿热内蕴者不宜服用人参、白木耳、阿胶,否则会导致壅气助湿,增加病痛。

（6）注意饮食宜忌。如果在患病后忌口时间过长,就会影响人体对营养物质的吸收,不利于身体的康复。一般情况下,风湿病患者没有严格的忌口标准,只有病情急性期或急性发作、关节红肿时,不宜进食辛辣、刺激性食物。而久病脾胃虚寒者,应少食生冷瓜果、虾、蟹、竹笋类食物,待病情稳定后,则可以放宽饮食限制。

类风湿关节炎

什么是类风湿关节炎

类风湿关节炎是外周关节对称性多关节慢性炎症性疾病,可伴关节外的多系统损害。本病侵犯关节骨和软骨,造成关节畸形,是致残的主要疾病之一。其发病高峰年龄在40~60岁,女性发病率是男性的2~3倍。大多数患者为隐渐发病,开始时只有少数关节局部轻微疼痛而全身症状不明显,病情发展较慢,交替地缓解与复发,逐渐加重。少数人呈急性发病,表现为突然发热,全身酸痛,乏力,关节红、肿、热、痛及功能障碍。

患类风湿关节炎会出现哪些症状

1. 关节表现

（1）晨僵。即患者晨起或停止活动一段时间后,受累关节会出现僵硬感,活动受限,起床后经活动或温暖后症状可减轻或消失,其特点是持续时间长且经常发生。

（2）疼痛。是类风湿关节炎最为突出的症状,是所有患者活动期所必有的症状。临床常见的有触痛、活动痛。疼痛的程度与个体耐受性有关,并受情绪、气候、环境等因素的影响。

（3）肿胀。是类风湿关节炎比较突出的症状,表现为周围均匀性肿胀,局部一般不红,炎症活动时也可见局部发红。

（4）活动障碍。是类风湿关节炎常见的体征。早期由于受累关节产生疼痛和肿胀,多数患者因疼痛不敢活动,此时功能受限是因疼痛所致,症状缓解后可以恢复。

（5）关节畸形及强直。是类风湿关节炎晚期改变最坏的结果。其机制是由于关节周围肌肉、韧带等破坏,使关节产生某种特殊的畸形及运动异常,畸形以手部特征最明显。

（6）受累部位。可累及全身所有关节,常见于指、跖、趾、踝、腕、肘等关节。

2. 关节外表现

（1）类风湿结节。20%～25%的患者在关节隆突部及常受压、易磨损部位出现皮下结节,结节直径一般为0.3～3毫米,甚至更大,数目不等,无触痛,在皮下可自由活动。

（2）肌萎缩。受累关节附近的肌肉可出现萎缩。这主要是由于废用及长期慢性消耗所致。

（3）类风湿血管炎。由于免疫复合物在血管壁的沉积，引起血管的炎症和闭塞所致。

（4）高黏综合征。主要表现为鼻衄、齿衄、紫癜、视网膜静脉扩张，渗血及视神经乳头水肿。

（5）心脏炎。类风湿心脏炎可发生于心包膜、心肌及心瓣膜，引起心包炎、心肌炎，或瓣膜闭锁不全。冠状动脉及栓塞可引起心肌梗死。

（6）肾损害。主要表现为慢性间质性肺炎、类风湿胸膜炎。主要症状为长期不明原因的发热、咳嗽、呼吸困难、胸痛等。

类风湿关节炎容易与哪些病症相混淆

（1）风湿性关节炎。大部分风湿性关节炎表现为多发性对称性大关节炎，关节的炎症不是固定于某一关节，而是能从一个关节向另一个转移（游走性）。且这些关节炎较易治疗，治愈后关节功能完全恢复，不遗留关节强直和畸形。除此之外，往往对心脏损害很大。

（2）痛风性关节炎。绝大多数为男性，50岁以上多见。血尿酸水平增高。受累关节变形、不对称，可出现痛风性结节，破溃后流出白色尿酸结晶。用秋水仙碱治疗效果显著。而类风湿关节炎大多数发病于 20～40 岁女性。血尿酸水平正常。

（3）结核性关节炎。多见于儿童、老年人和营养不良者。大多为单关节发病。经 X 线检查，早期可发现骨质疏松。在疏松的骨质中，可出现半透明而无骨组织的病变阴影，关节间隙增宽及滑膜增厚,淋巴结肿大,以后可有关节面糜烂、边缘部骨质破坏缺损,晚期可见关节囊附近呈点状或片状钙化、关节间隙狭窄与半脱位等骨质破坏现象。滑液抗酸染色的20%标本可见结核杆菌,80%培养为阳性。RF阴性。

(4)炎性肠病性关节炎。有肠道症状,关节炎可自行缓解,虽然常会反复发作,但预后良好,一般不会引起关节畸形。约20%患者可发生脊柱炎和骶髂关节炎。出现腰、胸、颈或臀部疼痛,腰和颈部运动受限及扩胸度减少。RF阴性。50%~60%患者HLA-B27阳性。

类风湿关节炎检查会出现哪些结果

(1)一般检查。患者一般有轻、中度贫血,白细胞计数正常或偏高,嗜酸性粒细胞和血小板可增多,抗核抗体(ANA)阳性并不少见,在活跃期血沉和循环免疫复合物增高明显,补体在严重血管炎者可降低。关节液检查呈浑浊草黄色浆液,白细胞$(2~7.5)\times10^9$克/升,50%~70%为中性粒细胞,补体水平多有下降。

(2)具有诊断价值的检查。RF约出现于75%的类风湿关节炎患者,重症类风湿关节炎常有高效价的RF。但是单纯以效价高低尚不能作为判断病情轻重或活动性的完全依据。RF还可以出现在其他自身免疫性疾病中。RF的X线片具有特征性,早期为关节周围软组织肿胀,关节附近轻度骨质疏松,继而有关节面破坏、关节间隙变窄、关节面不规则、关节边缘骨质破坏和囊状透光区,骨质疏松明显,晚期可有关节脱位或骨性强直。滑膜组织或类风湿结节活检有助于诊断。

类风湿关节炎患者日常应注意哪些事项

（1）避免风寒湿邪侵袭。要防止受寒、淋雨和受潮；关节处要注意保暖，不穿湿衣、湿鞋、湿袜等；不要因贪凉露肤，暴饮冷饮；不要卧居湿地等。另外，劳动或运动后，不可热汗未干便凉水洗浴；若工作在水湿潮寒的环境中，如下井、露天作业等，一定要注意使用劳动保护用品；被褥应勤洗勤晒，以保持清洁和干燥；劳动后汗出内衣应及时换洗。

（2）加强锻炼，增强体质。凡坚持体育锻炼的人，身体就强壮，抗病能力强，很少患病，其抗御风、寒、湿邪侵袭的能力也比一般人要强得多。因此，类风湿关节炎患者经常参加体育锻炼，如练气功，打太极拳，做保健体操，做广播体操等均能增强机体抗风寒湿邪的能力。

（3）预防和控制感染。有些类风湿关节炎患者是在患了扁桃体炎、鼻窦炎、咽峡炎、龋病（龋齿）等感染性疾病之后而发病的，人们认为这是人体对这些感染的病原体发生了免疫反应而引起本病。所以，预防和控制体内感染病灶十分重要。

（4）注意劳逸结合。饮食有节、起居有常、适度劳作是强身保健的主要方式。过度疲劳，正气易损，风寒湿邪可乘虚而入。临床上，有些类风湿关节炎患者的病情虽然基本控制，处于疾病的恢复期，但往往由于劳累而重新加重或复发。

（5）保持正常的心理状态。本病有很大一部分是由于心理状态异常如精神受刺激、心情压抑、过度悲伤而诱发；而在患了本病之后，情绪的波动又往往使病情加重。因此，保持心情舒畅对预防类风湿关节炎有重要意义。

家长对类风湿关节炎患儿平时护理应注意哪些

本病的治疗目的在于控制临床症状，控制关节炎症，维持关节功能和预防关节畸形。由于幼年类风湿关节炎是以反复发作的关节炎症为特点，因此治疗要长期进行，这就需要家长和患儿密切配合。

类风湿关节炎整个发病过程变化多端，部分患儿的病情能够长期得到缓解，无后遗症或后遗症很少；有的则病情持续发展，引起关节不同程度的畸形，以致关节功能发生障碍。这些情况与起病的年龄大小无明显关系。只要在发病早期得到及时治疗，并给予良好的护理，大多数患儿都可以得到完全康复。虽然类风湿关节炎至今尚无特效药物，但只要采取综合治疗，仍能收到较理想的效果。

当病情处于急性期时，应注意让患儿充分休息，除晚上有充足的睡眠外，白天也应安排一定的睡眠及休息时间。除高热及膝关节等负重关节肿痛较明显需要卧床休息外，应鼓励患儿进行适当的活动，但必须强调活动要适当。过度的活动反而会使关节炎症加重、关节破坏加速。在浴室或温水中进行锻炼会使患儿觉得更安逸、更有趣。要选择一些有助于儿童肌肉发育和保持健康的玩具。游戏设备要合适，以便患儿和健康的儿童能在一起玩耍。适当的娱乐活动有助于儿童结交朋友，并同时锻炼他们的身体。有时，患儿会感到爬行比步行更舒服，但关节长期弯曲易成为永久性挛缩，因此，家长应当鼓励儿童直立行走。

类风湿关节炎患者应怎样进行康复锻炼

不少患者对类风湿关节炎认识不足，往往依赖于某种药物或某种特殊治疗方法,而忽视关节功能的锻炼,因而加重了关节的僵硬和畸形,丧失了生活自理或劳动能力。不仅患者本人遭受病痛的折磨,也给家庭和社会带来负担。专家建议,类风湿关节炎急性炎症得到控制后,即应进行关节康复锻炼。

据研究,康复锻炼可以起到以下作用:保持关节灵活性,避免僵直挛缩;防止肌肉萎缩,保持肌肉张力;促进血液循环,改变局部营养状况;振奋精神,增强康复的信心;有利于五脏六腑、气血功能的保持与加强。再配合一些有效的治疗方法,一定能够获得良好的治疗效果。但是,由于类风湿关节炎患者受累关节多,各个关节恢复的快慢不一,进行关节锻炼时不能强求一致。锻炼要循序渐进,持之以恒。活动量应由小到大,活动时间由短到长,活动次数由少到多,活动方式由被动运动变为主动运动,活动量及强度逐渐增加至可以耐受的程度。活动方法可依病情灵活确定,可以进行床上保健运动、抗阻力运动、练坐、扶拐站立及步行等。

晨练对类风湿关节炎患者有什么好处

晨练不仅可增强类风湿关节炎患者的体质,促进康复,而且可以增加关节的适当活动,从而减少关节僵直与畸形,减少残疾的形成。晨练的主要方法有快速走路、散步、倒走、太极拳、五禽戏、气功、骑自行车、跳老年迪斯科、健美操等。患者可根据自己的病情、身体情况及爱好等选择 1 种或 2 种。病情较轻的可选择动作复杂、活动量大的活动,如太极拳、太极剑、老年迪斯科等;病情较重,行动不太方便的可选择动作简单、活动量少的活动如散步、慢跑、气功等。患者也可针对自己的病变关节来选择不同部位的关节体操。

类风湿关节炎患者用哪些方法可防止晨僵

晨僵是类风湿关节炎患者共有的体征，也是类风湿关节炎的重要诊断指标之一。为了预防和减轻晨僵，患者可做以下运动：

（1）握拳。每天早晨起床前，在床上进行握拳动作，速度不宜过快，但握时应用力握紧，每天做 50 ~ 100 次。

（2）分并手指。起床前做此动作，和握拳交替练习，每天 50 ~ 100 次。

（3）双手温水浴。起床后，可将双手用温水浸泡 20 分钟，水温保持在 50℃左右。

（4）屈伸腕关节。起床后，可进行腕关节屈伸活动练习，一般次数不宜过多，30 次左右即可。

为什么说类风湿关节炎患者常做关节活动操有益处

类风湿关节炎患者常做关节活动操，非常利于稳定病情。下面介绍的关节活动操简单易行，在起床后和睡前进行，每个动作最少做 10 次。

（1）颈部运动。放松颈部，头向上下运动；慢慢向左右转动；头向两侧屈，耳朵尽量贴向肩部。

（2）肩部运动。向前后、左右、上下各方向活动肩关节，做圆形运动；双手握在一起放在头后，双肘尽量向后拉。

（3）手腕运动。手腕上下、左右活动。

（4）手指运动。手指分开、并拢，手指屈曲、伸直；拇指与其他手指一个一个地对指。

（5）下肢运动。分别活动髋关节、膝关节、踝关节、脚趾关节,方法同上。

类风湿关节炎患者日常饮食应坚持什么原则

（1）饮食有营养。患者宜选择含有高蛋白质、高维生素、易消化的食物,还应注意饭菜的色、香、味,以促进患者的食欲,使食物尽量满足患者对营养和热量的需要。

（2）重视饮食宜忌。患者应避免食用曾经引发和加重病情的食物,以防影响自身的恢复。尤其要注意以下几类食物:

① 高脂肪类食物:如奶制品、肥肉等。这些食物在体内氧化过程中会产生酮体,而过多的酮体对关节有刺激作用。

② 海产品:如海带、海参、海鱼等这些食物均含有较高的尿酸,被人体吸收后会在关节中形成尿酸盐结晶,加重病情。

③ 过酸、过咸的食物:如花生、白糖、鸡、鸭、蛋类等酸性食物,会使体内乳酸分泌过多,从而加重病情,过咸的食物,如咸鱼、咸蛋等,会增加体内的钠离子,使病情加重。

④ 刺激性食物:如辣椒、芥末等:尤其是对于急性期、阴虚火旺者,不宜过量食用。

⑤ 糖果类:食糖过多,尤其是长期服用糖皮质激素的患者,会导致糖代谢紊乱。

（3）对症适量饮酒。酒性辛热,可助阳生火,适量能祛散寒邪。如果患者伴有寒湿的症状,可饮些药酒,若是伴有湿热症状,则不宜饮酒。因为酒热伤肝,酒

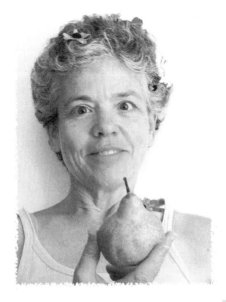

湿伤脾，如再掺入附子、肉桂、细辛一类的热药，则会加重内热和肿痛。

（4）中医食疗应对症。食疗具有长期服用而无不良反应的优点，但也应对症进行。

比如风热型和湿热型患者宜多食寒凉的食物，如米仁粥、绿豆、生梨、豆卷、菊花菜、芦根等，以达到清除内热的作用；至于温热性的食物，如辣椒、芥末、姜、桂皮、酒等，则不宜食用。寒湿型患者宜选用温热性的食物，如猪、牛、羊骨头煮汤，以及姜、桂皮、木瓜、药酒等。肝肾两虚型患者可以多食用一些补益食物，如甲鱼肉、鸡肉、鸭肉、鹅肉、猪肉、牛肉、羊骨髓、胡桃、桂圆、芝麻等。

强直性脊柱炎

什么是强直性脊柱炎

强直性脊柱炎又称风湿性脊柱炎，本病为脊柱各关节及关节周围组织的侵袭性炎症。一般先侵犯骶关节，其后由于病变发展逐渐累及腰、胸、颈椎，出现小关节间隙模糊、融合消失及椎体骨质疏松破坏、韧带骨化，终致脊柱强直或驼背固定。本病多发于我国北方，南方少见，多发于16～30岁的男性青壮年人群中。

患强直性脊柱炎会有哪些症状

1.关节表现

初发常为腰、臀和髋部疼痛及活动受限（腰僵），阴天或劳累后加重,遇热或休息则减轻。日后病变进展,则上述症状均变为持续性。一部分患者除腰臀部疼痛外,还出现一侧或双侧坐骨神经痛。数年后,疼痛和脊柱活动不便逐渐上升到胸椎,最后可上升到颈椎。病变上升到胸椎后,由于肋间关节被累及,除胸痛及胸椎活动受限外,还可能出现胸廓呼吸运动障碍。

肋椎关节病变刺激肋间神经,可引起肋间神经痛。患者站立或躺卧时,为了减轻疼痛,常喜欢采取脊柱前屈的姿势,长期下去,整个脊柱就会形成一个向后凸出的驼背畸形。驼背畸形在早期尚属可逆,久坐则加重,平卧则减轻。到晚期,因椎旁韧带骨化和小关节僵直,则驼背畸形成为固定。

脊柱及双髋、双膝在畸形位置强直后,患者多卧病不起,如勉强行走,必须借助于双拐等支持物。如脊柱及双髋、双膝均强直在功能位,患者尚能直立,并可进行身体转动和踝关节背伸及跖。屈活动等活动。

2.关节外表现

(1)复发性虹膜炎。约20%的病例发生虹膜炎,一般均为单侧性,且复发频繁。

(2)心脏疾病。本病所特有的心脏表现是主动脉闭锁不全,多见于病期漫长的患者,也多见于合并周围关节侵犯或有全身症状的患者。

(3)中枢神经系统并发症。本病可发生病理性环枢椎半脱位。在已强直的胸椎中部,由于椎管狭窄和肉芽或韧带骨赘的增生也可压迫脊髓造成截瘫。

(4)肺部并发症。临床表现为咳嗽、咳痰、咯血和呼吸困难。X线片显示双侧上肺部弥漫性斑片状阴影。大多数患者发生空洞,空洞内有真菌病灶。

强直性脊柱炎容易与哪些病症相混淆

（1）类风湿关节炎。以全身小关节受累为主,中轴关节较少受累,RF 呈阳性。

（2）脊柱结核。患者可有发热、椎旁压痛,也可有脊柱强直畸形,肌肉痉挛和肌萎缩,X 线有椎体破坏为主,骶髂关节多为正常,或单侧受累。

（3）瑞特综合征。可有尿道炎、关节炎、结膜炎,关节炎多不对称,呈游走性,常以下肢关节及脊柱受累。根据病史和脊柱的 X 线片表现可与之鉴别。

强直性脊柱炎检查会出现哪些结果

（1）实验室检查。可有轻度白细胞升高、贫血和血小板增多,血沉和 C 反应蛋白升高,有肾损害时可表现尿常规异常。

（2）放射学检查。这是诊断强直性脊柱炎的关键。骶髂关节的 X 线片上可以表现为骶髂关节两侧呈斑点状硬化,关节间隙狭窄,最后骶髂关节融合强直。虽然骶髂关节病变发生早,而且是诊断的重要依据,但最为典型的 X 线表现是腰椎的竹节样病变。因此,腰椎的正、侧位片也不可少。当骶髂关节在平片上表现不明显时,CT、放射性核素扫描、磁共振等影像

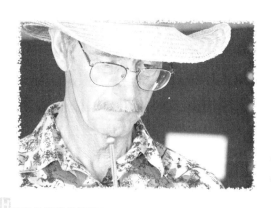

学检查对疾病的早期诊断会提供很大帮助。在作骶髂关节 X
线检查的前一天晚间服用导泻剂，在晨起排便后再拍片，可
以保证 X 线片的清晰度。

强直性脊柱炎患者日常应注意哪些事项

（1）保持良好的心态。强直性脊柱炎病程缠绵，不少患
者在治疗过程中存在急躁情绪，对坚持长期治疗缺乏足够的
思想准备，情绪变得十分悲观，容易失去信心放弃治疗，这对
病情的改善很不利。患者一定要克服急躁情绪，治疗及时恰
当，树立起战胜疾病的信心。

（2）进行适度的锻炼。因疼痛而长期卧床的强直性脊柱
炎患者，脊柱与四肢强直较快。因此，除全身症状严重、疼痛
明显者外，均应尽力活动各关节，坚持做扩胸、深呼吸、脊柱
及下肢运动等局部和全身性的功能锻炼，以防止和减轻关节
粘连、僵直和肌肉萎缩。因病情严重不能起床的患者，经用药
后病情会得到控制，可以在床上作些适当的功能锻炼，争取
早日下床活动。

（3）注意保持生理姿势，防止发生脊柱畸形和僵直。在
休息时要保持适当的体位，应睡硬板床，取仰卧位，不垫枕
头；在站立或坐位时，应尽量挺胸收腹；写字时桌子要高一
些，椅子要矮一些。尽量避免能够引起持续性疼痛的体力
活动。

强直性脊柱炎患者怎样做医疗体操

对于强直性脊柱炎患者，在急性期应以休息、药物和理
疗为主。症状缓解后，可开始进行轻微的医疗体操。常用的

体操举例如下：

（1）转颈。站立，双脚分立如肩宽，微屈膝，身体保持正常，自然呼吸，然后注意力集中于颈部运动。颈先向左旋转，转至最大限度，然后抬头到最大限度。如法再做右侧，动作要慢，幅度达到最大限度，要全神贯注地尽量伸展每次动作幅度。各个方向各做 20～50 次。

（2）握拳。站位同前，双手握拳，拳心向上，屈于体侧，先左臂用拳向前方尽力打出，收回，然后拳变掌，各指尽力伸。掌心转成向下，肩、肘向体侧伸出，收回。再如前做右臂动作。要求掌向前打出时，用力握紧，向侧方伸开时各手指尽力伸直并分开。两侧各交替做 20～50 次。

（3）挺胸。站位如前，头正，胸部尽量挺起，同时两上臂稍外展并尽力后伸，背部肌肉用力夹紧，使胸部更好挺起。挺胸时吸气，还原时呼气。动作要缓慢，呼吸要深长，要作胸式呼吸，挺胸要达最大可能。重复 20～50 次。

（4）伸腰。站位如前，两掌托腰部，身体做后伸动作，可以包括髋关节的后伸动作。动作要慢，后伸的幅度尽可能逐渐增大。后伸时吸气，还原时呼气，重复 10～20 次。

（5）旋腰。站位如前，双手卡腰，两脚不移动，只把身体先向左侧旋转，一转一回做 3 次，旋转幅度要一次比一次大。然后再右侧。重复 10 次。

（6）摆腿。立正站位，左手扶体侧的椅背。先摆左腿，髋关节后伸，膝伸直，踝跖屈，尽量后伸，髋再向前屈摆起，此时膝伸直，踝背屈，向前摆动到最大幅度。再作髋关节内收、外展摆动数下后还原成立正位。再右手扶椅背，摆右腿，两腿交替 20～50 次。

强直性脊柱炎患者宜练习哪些拳法

气功的姿势，最好用站位，如体弱者用坐位，方法以侧重于发展腹式呼吸的调息功能为好。一般用顺呼吸法，即吸气经鼻，腹部膨起；呼气时腹部瘪下。呼吸要求自然、匀、细、深、长。每次练习半小时，每日练1次或2次。

在练习气功的基础上，根据我国导引术的特点，由意识引导动作进行五禽戏、太极拳等锻炼。结合疾病特点，举其锻炼方法要领如下：

（1）五禽戏。要根据病情和动作的可能性，可练整套，或单练一禽之戏，或选练某些动作。如发展肢体关节运动，以练虎戏和鹿戏较好。发展肌力可练熊戏，发展肢体灵活可练猿戏，发展平衡能力练鸟戏。每次练习的运动量以微出汗为宜。

（2）太极拳。可以从练单个动作开始，如揽雀尾、云手、下势等对本病都是比较有用的动作。以后再练套路，掌握太极拳的练习要领。特别需要注意，"腰为轴""虚步实法""气沉丹田"等，以保持身体的良好姿势，发展腰、髋、膝等关节运动，保持和发展呼吸功能等；每次练拳运动量，也要使身体发热出汗为好。

（3）八段锦：对本病也有很好的治疗作用，特别是"两手托天理三焦""左右开弓似射雕""两手攀足固肾腰"等几节动作，对保持和发展肢体关节活动功能均有较好的作用。可练整套，也可选练某几个动作。运动量以逐渐增加每节动作的重复次数来调节。

风湿病的治疗与调养

强直性脊柱炎患者怎样通过力所能及的劳动进行锻炼

强直性脊柱炎发展到后期，往往使全身很多关节活动功能发生障碍，因而影响日常生活和劳动。

因此，应尽早注意日常生活活动锻炼和作业治疗。在尚无明显关节活动功能障碍时，上肢日常生活锻炼，应做活动幅度较大的各种生活上的自我服务动作，如穿衣裤、铺床、洗衣等；下肢锻炼应多走、跑和骑车。如有明显的关节功能活动障碍时，应使上肢尽量能够保持洗脸、刷牙、吃饭等基本活动，下肢要保持行走功能。如已有支撑和行走困难，应当学会正确使用拐杖和轮椅。关于作业锻炼，常在已有关节活动障碍时，训练一些在可能活动范围内的作业劳动。常用的有编织、绘画、刻字等，使其保持部分功能和培养新的作业能力。

强直性脊柱炎患者日常饮食应坚持什么原则

（1）饮食应以补气养血、祛风除湿、通络为原则。以高营养、高维生素、富含铁、钙的食物为主。注意合理搭配营养及饭菜的色、香、味，以增加患者的食欲，促进营养物质的吸收。

（2）饮食有规律。避免暴饮暴食或食用过于生冷或不洁的食物。

（3）进行科学食疗。辛热食物如辣椒、花椒、大料、茴香等，具有抗风湿、祛寒邪的作用。豆类食物如大豆、黑豆、黄豆等，含有丰富的蛋白质和微量元素，具有促进肌肉、骨骼、关节、肌腱的代谢，帮助修复病损的作用。坚果类食物如栗子、松子等，具有补肾、强筋健骨的作用，对于筋骨、经络、风湿痹痛或腰膝无力等症有一定效果。

骨性关节炎

什么是骨性关节炎

骨性关节炎又称为骨关节病、退行性关节病、肥大性关节炎、增生性关节炎。是由于关节软骨、椎间盘、韧带等软组织变性、退化，关节边缘形成骨刺，以关节疼痛、活动受限为主要表现的一种疾病。本病起病缓慢，症状多在40岁以后出现，女性发病率高于男性。

患骨性关节炎会出现哪些症状

骨性关节炎临床症状如下：

（1）关节疼痛或压痛。本病最常见的表现是关节局部的疼痛和压痛。负重关节及双手最易受累。一般早期为轻度或中度断性隐痛，休息时好转，活动后加重，随病情进展可出现持续性疼痛，或导致活动受限。关节局部可有压痛，在伴有关节肿胀时尤为明显。

（2）关节肿胀。早期为关节周围的局限性肿胀，但随病情进展可有关节弥漫性肿胀、滑囊增厚或伴关节积液。后期可在关节周围触及骨赘。

（3）晨僵。患者可出现晨起时关节僵硬及黏着感，经活动后可缓解。本病的晨僵时间较短、一般数分钟至十几分钟，很少超过半小时。

（4）关节摩擦音。主要见于膝关节的骨关节炎。由于软骨破坏，关节表面粗糙，出现关节活动时骨摩擦音（感），或伴有关节局部疼痛。

骨性关节炎容易与哪些病症相混淆

（1）类风湿关节炎。以中青年女性多发。其基本病变为滑膜炎，常累及近端指间关节。类风湿关节炎呈持续性、对称性和进行性关节炎，不经治疗很少自行缓解。晨僵常达 1 小时以上。RF 阳性率达 75%。X 线检查以软骨破坏为主。

（2）股骨头坏死。可发生于任何年龄，但以 30～60 岁最多，无性别差异。开始多表现为髋关节或其周围关节的隐痛、钝痛，活动后加重，进一步发展可导致髋关节的功能障碍，严重影响患者的生活质量和劳动能力，如果治疗不及时，还可导致终身残疾。

骨性关节炎检查会出现哪些结果

（1）实验室检查。血常规、血沉、黏蛋白、RF、尿常规检查均在正常范围内；关节内滑液增加，色泽、透明度正常，镜检无细菌或结晶，可见软骨碎片和纤维。

（2）X 线检查。早期可无明显异常，中期可见关节边缘锐利或呈唇样改变，或呈骨赘凸起，并可相连形成骨桥，关节面有骨质致密硬化现象，关节软骨密度增高；关节骨质由于退行性假性囊肿形成而出现小圆形密度减低阴影或骨组织为纤维组织取代而出现骨质透亮区。晚期，关节软骨下端有不同程度的骨质致密、硬化和增生，如象牙质状；关节面增大而不平，可有关节半脱位，可见关节内游离体影。

骨性关节炎患者日常应注意哪些事项

骨性关节炎患者平时应注意不要过度劳累，避免呆在寒冷等环境,小心着凉刺激。长期保持一个姿势的患者,应注意休息,及时调整变化姿态。

骨性关节炎患者应选择什么运动进行合理锻炼

骨性关节炎患者进行适当锻炼对保护和改善关节活动,缓解疼痛,以及增强受累关节周围肌力有莫大帮助。骨性关节炎的体育锻炼分三类:

(1)保持或增加关节最大活动度的运动,患者应主动进行,循序渐进。

(2)增强关节周围肌肉的力量和耐力,以增加关节稳定性。静力锻炼为增强肌力的简便有效运动,如在没有阻力情况下做肌肉收缩动作等。若在运动中出现疼痛,或运动后疼痛持续 15 分钟,可适当减少锻炼次数。

(3)增加户外活动,提高日常活动能力和耐力,如散步、游泳等,应每日坚持,循序渐进,逐渐增加活动时间和活动量。下面推荐一组锻炼方法,仅供参考:

① 手指屈曲度:将手指弯曲,用另一手将指尖往手掌方向尽量靠近,再将整个弯曲的手指往下推向掌心方向以伸展指根关节背侧。

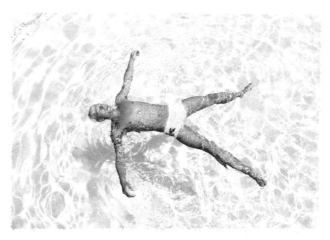

② 手指强化:将手平放在桌上,将手指往大拇指的方向挪动,并用

另一只手将手指往反方向拉。如此可增强手指肌肉的强度。

③膝盖活动性：坐在椅子上将脚放在另一张高度相当的椅子上，轻缓地将弯曲的膝盖往下压。

④膝关节强化：坐在椅子上，将位于下方的腿伸直，保持6秒。两腿替换进行5～10次。可增强腿部肌肉力量。

⑤臀部伸展：平躺在软硬适中的垫子上，将腿举起膝盖弯曲，轻拉膝盖尽量往胸部靠近。两腿各重复5～10次。这组动作可改善臀部关节的活动性。

⑥臀部关节强化：平躺在软硬适中的垫子上，将一脚举离地面，维持6秒后放松平放在地上。另一脚可略弯。两腿分别重复5～10次。

骨性关节炎患者日常饮食应坚持什么原则

由于骨性关节炎与患者自身存在的肥胖、脱钙和维生素A、D缺乏等症状有关，因此在饮食上要注意以下几点：

（1）进食高钙食物。以补充骨质代谢的正常需要。成年人每日钙的摄取量应不少于1200毫克，可多进食些牛奶、蛋类、豆制品、蔬菜和水果，必要时可以补充钙剂。

（2）补充多种维生素。如维生素A、维生素B_1、维生素B_6、维生素B_{12}、维生素C和维生素D等。

（3）减肥。体重超重者应控制饮食，增加活动，减轻体重，缓解骨关节的压力。

（4）蛋白质的摄入要适度。摄入过多的蛋白质会促进钙从体内排出。同时还应避免摄入过多的糖分，尤其是蔗糖。

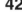

银屑病关节炎

什么是银屑病关节炎

银屑病关节炎系指发生于银屑病患者身上的一种血清阴性炎性关节炎和（或）脊柱炎，并具备阴性脊柱关节病的一种或多种临床表现。本病特点为病程长，易复发，晚期易形成关节强直导致残疾。

患银屑病关节炎会出现哪些症状

1. 皮肤表现

此病一般较关节炎先出现，并非所有的患者都出现关节炎，银屑病皮损临床上分为四型，其主要特点如下：

（1）一般寻常型银屑病。此病最常见，皮损多发于头皮和四肢伸侧，重者可累及全身。皮损为红色丘疹，可逐渐融合成片，表面覆以银白色鳞屑，刮去银屑后为半透明薄膜，刮去薄膜后有点状出血。

（2）红皮病型银屑病。在前一型的基础上可进一步加重，出现全身皮肤潮红、浸润，同时可有发热、畏寒等全身症状，较顽固，治疗预后差。

（3）脓疱型银屑病。比较少见，多出现于掌跖，也可累及全身，多在寻常型皮肤改变的基础上出现密集的、针尖大小的无菌性小脓疱，伴有发热、畏寒、白细胞升高等全身症状，预后较差。

2. 关节表现

主要病变处为手足小关节，也可影响四肢大关节和脊柱

风湿病的治疗与调养

及骶髂关节。可分为以下几种类型：

（1）不对称性关节炎。主要累及远端指（趾）间关节，有时也累及近端指（趾）间关节、掌指关节、跖趾关节、膝、腕等关节，关节病变不对称，可有关节畸形、僵硬及损毁。

（2）对称性关节炎。病变部位及预后与前一型相似，但病变较对称，伴有晨僵，与类风湿关节炎不易区别。

（3）脊柱炎。以脊柱和骶髂关节受损为主，可伴周围关节炎，以男性为多见，特征性病变为 X 线下脊柱旁不对称性骨化及不对称性骶髂关节炎。

（4）指甲病变。手足指（趾）甲均可受累，表现为甲板增厚、混浊、无光泽，色灰暗、白甲、表面不平，甲下角质增生，甲剥离。

（5）眼部病变。可表现为结膜炎、巩膜炎、虹膜炎、角膜炎、虹膜睫状体炎。

银屑病关节炎容易与哪些病症相混淆

（1）瑞特综合征。两者的皮肤、指甲的改变颇为相似，但瑞特综合征有尿道炎或角膜炎表现。瑞特综合征多累及下肢负重大关节，而本病多累及远端或近端指间关节。

（2）类风湿关节炎。两者不仅临床症状相似，而且可以并存，类风湿关节炎可有 RF 阳性和皮下结节。本病多无阳性指标，伴有皮扶损害，且关节症状与皮肤症状相关。

（3）痛风性关节炎。本病如表现为急性或单关节或少数关节滑膜炎，并有高尿酸血症时，易误诊为痛风，但痛风常伴有痛风结石，秋水仙碱治疗有效。

银屑病关节炎检查会出现哪些结果

（1）实验室检查。无特异性，RF、ANA 一般阳性，血沉、免疫球蛋白、免疫复合物在病情活动时高，部分患者血尿酸高。

（2）X 线检查。无异常，随后可出现关节间隙增宽，关节面及关节边缘侵蚀、破坏，临近部位骨质增生，关节腔狭窄，最后可出现脊柱强直，关节融合或半脱位；银屑病的指（趾）末端可表现为典型的"铅笔帽样"畸形，脊柱为"竹节样"改变。

银屑病关节炎患者日常应注意哪些事项

流行病学调查显示，近年来，银屑病关节炎的发病率呈上升趋势，这与银屑病的防治措施不当有关。银屑病患者除了去正规的医疗机构就诊外，在日常生活上应注意以下几点：

（1）调摄适宜，外避风寒。平时应注意保暖，加强保护，坚持锻炼，增加营养，严防感冒，经常患扁桃体炎的银屑病患者，应将扁桃体摘除，以减少发病的概率。

（2）适度沐浴。有皮损患者，忌热水洗烫，忌用手揭皮，这些不良习惯造成的刺激容易加重病情。

（3）用药得当。对初发或反复发作的进行期皮损，不宜选用有刺激性的外用药。处于稳定期的皮损患者选用含汞剂等重金属药物为主要成分的药物时，不应大面积长期应用，更不可盲目使用。

（4）调畅情志。胸怀豁达，保持乐观愉快的情绪，树立与疾病作斗争的信心和决心，可有助于身体的恢复。

多发性肌炎与皮肌炎

什么是多发性肌炎与皮肌炎

皮肌炎与多发性肌炎均为原发性肌炎，是一种主要累及横纹肌同时伴发皮肤损害的疾病。有皮肤损害者称"皮肌炎"，无皮肤损害者称"多发性肌炎"，也可伴发各种内脏损害。可发于任何年龄，多数发病年龄为 5～15 岁和 45～60 岁，男女之比为 1：2。

患肌炎与皮肌炎会出现哪些症状

（1）肌肉病变。本病累及横纹肌，对称性近端肌无力为本病特点。起病多隐袭，进展缓慢。肢带肌、四肢近端及颈部肌肉先被累及，特别是髋关节和大腿的肌群易被累及。少数患者有肌痛及肌压痛，随着病情进展出现肌萎缩。

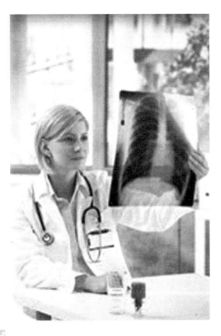

（2）关节病变。常见于发病初期或活动期，表现在对称性地影响小关节。少有红肿热等症状。20%～60%的患者出现关节疼痛或关节炎，对激素治疗敏感。

（3）呼吸系统表现。6%～10%的患者 X 线检查有肺间质改变，30%的患者有肺功能改变，其中多数无肺部受损的临床表现。

（4）肾脏损害。比较少见，但

近年有报道并发可逆性急性肾功能衰竭的病例，临床上出现蛋白尿、管型尿、血尿。

（5）消化道病变。由于食管横纹肌异常和食管平滑肌蠕动异常，胃排空时间延长导致吞咽困难和梨状窝食物潴留。儿童皮肌炎患者可发生胃肠道溃疡、出血及腹泻。

（6）心脏病变。专家调查显示，部分患者有心肌炎改变，包括心肌内炎症细胞浸润、间质水肿和变性、局灶性坏死和纤维化等。

（7）钙质沉着。钙质沉着多见于慢性儿童皮肌炎患者，严重者可致残。肢体近端肌群如有钙质包围，可变硬而影响运动功能。皮肤下的钙化团有时破溃到表面并流出石灰样物质。

（8）其他。发热、乏力、体重减轻并不少见，少数患者有淋巴肿大现象，儿童皮肌炎有时会发生视网膜出血。

多发性肌炎和皮肌炎容易与哪些病症相混淆

（1）运动神经元病。进行性脊肌萎缩、肌萎缩性侧索硬化由于累及脊髓前角细胞均可引起缓慢进展的肌肉无力、萎缩，但其肌肉受累的模式与多发性肌炎不同，多由远端向近端延伸，常伴有肌颤，肌萎缩较早出现。运动神经元病肌电图呈明显的神经元性损害。

（2）重症肌无力。最常累及眼外肌，而多发性肌炎几乎无眼外肌受累的报道。颈肌病变者头部前坠，肩胛肌受累者上肢不能抬举，应与多发性肌炎鉴别。晨轻暮重表现、抗乙酰胆碱受体测定，尤其疲劳试验、新斯的明试验、重复电刺激试验可以鉴别。

（3）重症肌无力综合征。大多伴有癌肿或自身免疫性疾病如红斑狼疮、甲亢等。发病机制为神经末梢 ACh 释放障碍。

（4）肌营养不良症。常有阳性家族史。常有重症 X 连锁隐性遗传性肌营养不良症、良性 X 连锁遗传性肌营养不良症、常染色体隐性遗传肢带型、常染色体显性遗传面—肩—肱型。

（5）风湿性多肌痛。多在 50 岁以后发病，主诉上肢肌肉疼痛、肌压痛明显。肌酶谱、肌电图、肌活检检查均正常。对小剂量激素治疗敏感。

（6）嗜酸性粒细胞性筋膜炎。可有肌炎的临床表现，外周血嗜酸性粒细胞增高，但无肌纤维变性坏死，激素治疗有效。

（7）激素性肌病。糖皮质激素用量较大时，可引起近端肌无力，肌电图与多发性肌炎相似，但 CK 正常，肌活检可见 Ⅱ 型肌纤维萎缩，激素减量可使肌无力症状减轻。

（8）系统性红斑狼疮。典型皮损为颧颊部水肿性蝶形红斑，指（趾）节伸面暗红斑和甲周及末节指（趾）屈面红斑等。系统性红斑狼疮多系统损害以肾累及为主，而皮肌炎以肢体近端肌肉累及为主。系统性红斑狼疮血清中抗 Sm 抗体、抗 ds-DNA 抗体为特征性抗体，而皮肌炎则以抗 Mi-2 抗体为特征性抗体。

（9）硬皮病。本病初期雷诺现象多见，颜面和四肢末端皮肤肿胀，逐渐硬化，皮肤色素增加或减退，附件萎缩，呈向心性扩展，这些均与皮肌炎的特征性皮损有区别。当然应注意，皮肌炎可合并有系统性红斑狼疮和硬皮病。

多发性肌炎和皮肌炎检查会出现哪些结果

（1）免疫学检测。20％以上的多发性肌炎与皮肌炎患者的 ANA、抗 JO-1 抗体、抗 Mi-2 抗体有高度特异性，且与肺间质疾患相关，因此临床意义最大。

（2）血清肌酶谱测定。肌酶是多发性肌炎和皮肌炎的主要诊断依据之一。包括肌酸激酶（CK）、乳酸脱氢酶（LDH）、醛缩酶（ALD）等。其中 CK 最为敏感，而 LDH 恢复较慢。95％的肌炎患者在其病程中出现 CK 增高，可达正常值的数十倍。

（3）肌电图检查。90％的多发性肌炎与皮肌炎患者在肌电图显示肌源性损伤的改变，如肌纤颤或正锐波异常，肌强直样放电，运动单元电位平均时限缩短，平均波幅减小等。

（4）组织学改变。多发性肌炎与皮肌炎常有肌肉改变，如间质血管周围及肌束间有炎性细胞浸润，如肌纤维有破坏、变性、萎缩，肌横纹不清。也常有皮肤改变，如表皮角化、棘层萎缩、血管壁增厚、皮下脂肪组织黏液样变性等。

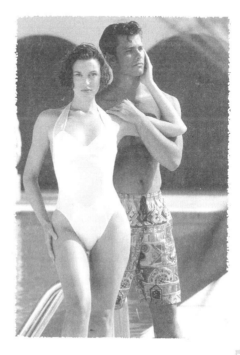

（5）磁共振成像。这是一个用以诊断肌炎新的非创伤性的检查手段。在肌炎处于活动期时，四肢出现对称性异常，高密度区的 T_2 波，此相当于发炎肌肉的水肿部位。当肌炎活动性得以控制时，则 T_2 波恢复正常。

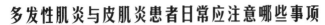

多发性肌炎与皮肌炎患者日常应注意哪些事项

多发性肌炎与皮肌炎经过系统治疗,5年生存率可达80%。最常见的死亡原因为肺、心受累、感染;也有少数患者死于糖皮质激素应用不当。儿童患者预后相对较好。

重度炎症急性期应卧床休息,可进行关节或肌肉被动活动每日2次;恢复期或急性炎症不严重时,不主张卧床休息,应进行适当轻度运动。为避免病情反复发作,激素的治疗不宜间断及自行减量。皮肌炎患者的皮损有光敏现象,光照后皮损加重。因此,平素应避免日光照射,外出时应注意防晒,如戴帽子、穿长袖衣、戴手套、暴露部分涂防晒霜等。在慢性肌无力和肌痛症状不明显时应进行适当的功能锻炼。配合点穴、针灸、电疗、激光照射、温泉浴、中药浸浴及中药熏洗等方法,以改善病情,避免肌肉萎缩。急性期阶段,皮损及肌无力都很重,肌酶很高,应卧床休息。

另外,保持心情舒畅、情绪稳定也对控制病情有一定帮助。患者应避免寒冷不良刺激,预防感染、感冒,保持充足热量,避免劳累。女性患者最好避免妊娠,因妊娠可诱发和加重病情。

多发性肌炎与皮肌炎患者日常饮食应坚持什么原则

(1)饮食富含营养。饮食应以高热量、高蛋白质、易消化并富含维生素为原则,保证摄入充分的营养物质,以满足患者机体的需要。

(2)忌烟、酒,忌食肥甘厚味、生冷、甜腻的食物,少食辛辣刺激性食物。同时应少吃或不吃芹菜、黄花菜、香菇等光敏性食物。海鱼、虾、蟹等容易引起过敏的食物也应避免食用。

（3）发热期间，患者食欲不振，则饮食应以清淡为主，可吃些半流质食物,如面条、米粥等。多吃新鲜水果、蔬菜等,适当饮用清凉饮料,以补充体液。

（4）药膳疗法以补益为主,同时宜健脾补肾,可选药物如山药、薏苡仁、土茯苓、冬虫夏草、当归、枸杞子、阿胶、灵芝、紫河车等。

系统性红斑狼疮

什么是系统性红斑狼疮

系统性红斑狼疮（SLE）是一种累及多系统、多器官、临床表现复杂、病程迁延反复的自身免疫病。多见于年轻女性。

系统性红斑狼疮有哪些症状

（1）全身症状。活动期有发热、乏力、体重下降等症状,缓解期消失。

（2）红斑皮疹。呈多样型。面部蝴蝶状红斑和甲周、指端水肿性红斑为 SLE 特征表现。形状有盘状红斑、环形红斑、水肿性红斑、多形红斑等。皮肤对光敏感,约有 1/3 的患者一遇阳光即面部发红或出现阳光过敏性皮疹。

（3）溃疡脱发。溃疡多表现为口腔黏膜溃疡,也可有阴部溃疡、鼻中隔糜烂。脱发可见于多数患者,表现为毛发无光泽、枯黄、易折断、脱落。

（4）雷诺现象。约半数患者出现,寒冷、吸烟和情绪变化等因素都可诱发。甲床、指（趾）苍白，进而变紫，然后逐渐变红，伴有疼痛，持续时间数分钟至数小时。由于持续时间过长，可能会导致肢体坏疽。

（5）关节损害。大多数患者均有关节炎表现，表现为对称性大、小关节疼痛或肿胀，且为游走性，有压痛及晨僵，一般不引起关节畸形。

（6）肾脏损害。较早而且常见，是最重要的内脏损害，也是系统性红斑狼疮致死的主因。临床可见各种肾炎的表现。早期尿中可发现蛋白、红细胞、白细胞，少数患者有管型尿。初期的轻度肾小球肾炎常以轻微血尿为主。部分急性狼疮性肾小球肾炎则尿中蛋白、白细胞、红细胞较多，并伴有水肿、高血压、氮质血症等。后期肾功能损害可出现肾病综合征，表现为尿中大量蛋白、水肿、低蛋白血症或出现尿毒症，严重者可出现肾功能衰竭而致死亡。

（7）脑损害。可引起各种精神障碍，如烦躁、失眠、幻觉、猜疑、妄想、强迫症等。头痛和偏头痛是较早出现的症状，狼疮性脑炎、狼疮性脑膜炎患者可有头痛、恶心、呕吐、癫痫样抽搐、昏迷、惊厥，可引起偏瘫、截瘫等。

（8）心脏损害。患者可伴有心包炎、心肌炎、心内膜炎，偶有心力衰竭。可有胸闷、胸痛、气短、心悸等症状。

（9）肺损害。咳嗽、气急，一般无痰，可能发热，肺损害严重者甚至出现呼吸衰竭。肺损害患者容易反复继发感染而加重病情，合并阻塞性肺气肿、支气管肺炎、呼吸衰竭、肺性脑病和肺心病心力衰竭，也有合并肺空洞、大咯血者。

（10）血液病变。发病率50%，常常是系统性红斑狼疮的首发症状。表现为贫血、白细胞减少和血小板异常等。

系统性红斑狼疮容易与哪些病症相混淆

（1）类风湿关节炎。多见于青年女性，表现为明显对称小关节肿痛，晨僵持续时间长（＞1小时），可有关节侵蚀性改变及进行性关节畸形，少有皮疹及肾损害，RF呈高滴度阳性，抗ds-DNA和抗Sm抗体多阴性。

（2）多发性肌炎或皮肌炎。肌痛和无力明显，肌酶谱明显升高，肌电图和活检异常，肾损害少，抗JO-1抗体可阳性，抗ds-DNA和抗Sm多阴性。

（3）混合性结缔组织病。一般有手指腊肠样肿胀，雷诺现象更为常见，肌炎症状重，抗RNP抗体呈高滴度阳性，抗Sm抗体阴性。

（4）结节性多发性动脉炎。皮肤改变为皮下结节，血白细胞增多，ANA及RF阴性。

（5）白塞病。外阴溃疡和眼部病变常见，皮肤针刺反应阳性，组织相容抗原多阴性。

（6）原发性肾小球肾炎。一般急性起病，无皮疹，ANA谱阴性，肾脏病免疫荧光检查无"满堂红"表现。

系统性红斑狼疮检查会出现哪些结果

（1）血常规检查。多数患者可出现不同程度贫血，一般是正色素性或正常细胞贫血，少数患者可发生自身免疫性溶血性贫血。半数患者白细胞减少，低于4×10^9克／升，淋巴细胞绝对计数降低，常有血小板减少。

（2）尿常规检查。在系统性红斑狼疮病程中，几乎全部患者的肾脏均有不同程度受累。当狼疮性肾炎缓解时，尿液少有异常,因此血尿和蛋白尿的增加,反映活动性狼疮性肾炎的存在。

(3)血沉检查。约90%以上的活动期系统性红斑狼疮患者的血沉增快,并随病情好转与恶化而减慢或增快,因此血沉检查可作为观察病情变化的一项指标。

(4)活体检查。约90%的系统性红斑狼疮患者的活动性皮损,在表皮与真皮连接处可见到免疫球蛋白或补体成分,呈颗粒状的"带条",即为狼疮带阳性。此外,50%～70%系统性红斑狼疮患者在临床上未累及的皮肤也可以显示狼疮带阳性。

(5)蛋白质与补体测定。多数系统性红斑狼疮患者 γ-球蛋白增高,约1/3患者有低蛋白血症。总补体活性(CH50)可反映系统性红斑狼疮患者出现 ANA 阳性;50%～80%的系统性红斑狼疮患者出现抗双链 DNA 抗体阳性,并且滴度较高时仅见于该病,故对此病的诊断特异性较高;抗 Sm 抗体阳性几乎仅见于系统性红斑狼疮患者,具有特异性,故称为标记性抗体,但阳性率仅为20%～30%。

系统性红斑狼疮患者日常应注意哪些事项

(1)注意休息。急性活动期患者应卧床休息,慢性期或病情稳定的患者可适当参加社会活动和工作。注意劳逸结合,不能过度疲劳。如果病情允许,可进行适当的锻炼。

(2)尽量避免发病诱因。有光敏感者,应避免皮肤直接暴露于阳光下。避免使用可诱发本病的疫苗及药物,如普鲁卡因胺、肼苯达嗪、异烟肼、口服避孕药、青霉素、四环素、链霉素、灰黄霉素、对氨基水杨酸、利舍平(利血平)和磺胺类药物等。防止受凉、感冒或其他感染。

（3）节育，提倡晚婚。活动期需要避免妊娠。有肾功能损害或多系统损害的孕妇宜及早做人工流产。肾功能健全或心脏损害轻微的患者在病情稳定时，方可在医师指导下进行生育。

系统性红斑狼疮患者日常饮食应坚持什么原则

（1）高蛋白质饮食。由于患者体内大量的蛋白质从尿中丢失，所以应及时补充足够的优质蛋白质，可多饮牛奶，适量食用豆制品、鸡蛋、瘦肉、鱼类等富含蛋白质的食物。

（2）低脂、低糖、低盐饮食。患者的消化功能较差，适宜吃清淡易消化的食物，不宜食用含脂肪较多的油腻食物。由于患者长期服用糖皮质激素，容易引起类固醇性糖尿病等症，所以要适当控制饭量，少吃含糖量高的食物。低盐饮食可在一定程度上避免患者出现水、钠潴留，引起水肿。

（3）补充钙质、维生素 C。为防止糖皮质激素造成的骨质疏松，应多吃些含钙的食物。多吃富含维生素 C 的蔬菜和水果，以降低血管的通透性。

（4）忌食或少食具有增强光敏性的食物，如无花果、紫云英、油菜、黄泥螺、芹菜、香菇等。同时应忌烟、酒，烟中的尼古丁会加重血管炎，而药酒或补酒也不能随意饮用，否则会加重病情。

（5）对于阴虚内热患者，忌食羊肉、狗肉、鹿肉、桂圆等热性食物，以防加重内热。此外，辣椒、生葱、生蒜等辛辣食物也会加重患者的内热，应忌食。

（6）海鲜为发物，而系统性红斑狼疮患者多为高过敏体质,食用后会诱发或加重病情。

（7）菠菜会加重狼疮性肾炎的蛋白尿和管型,并易引起尿结石。而菜花能加重脱发患者的症状,所以应忌食。总体而言,红斑狼疮患者的忌口较为复杂,上述的原则只是相对一般情况而言,具体原则应视患者具体情况而定。

硬皮病

什么是硬皮病

硬皮病是一种以局限性或弥漫性的皮肤增厚、纤维化为特征,可累及心、肺、肾、消化道等多个系统的自身免疫性疾病。患者皮肤出现变硬、变厚和萎缩的改变。依据其皮肤病的程度及病变部位,可分为局限性和系统性两种。

局限性硬皮肤病主要表现为皮肤硬化;系统性硬皮病又称为系统性硬化症,可累及皮肤、滑膜及内脏,特别是胃肠道、肺、肾、心、血管、骨骼肌系统等,引起相应脏器的功能不全。

本病发病年龄以 20～50 岁为多见,疾病的病理变化是结缔组织的纤维化、萎缩及血管闭塞性血管炎等。

患硬皮病会出现哪些症状

肢端硬皮病有雷诺现象,皮损从远端向近端发展,躯干、内脏累及少,病程进展慢,治疗效果好。弥漫性硬皮病病变由躯干向远端扩展,雷诺现象少,内脏受累多。病情重,病变进展快,治疗效果差。以下为硬皮病发展的几个阶段的表现:

（1）雷诺现象。为多数患者的首发症状，表现为指（趾）端遇冷或情绪波动时出现发白，随之发紫，继之变红，并有刺痛和麻木感。

（2）皮肤病变。病变过程可分为水肿、硬化和萎缩三期。

①水肿期：表现为手足肿胀，随病情可延及上臂、面部及躯干。

②硬化期：皮肤增厚，纤维化，皮纹不清，毛发少，少汗，累及面部则表现为鼻变尖，唇变薄，嘴唇周围有放射状沟纹，张口受限。随着病情进展，可见皮肤色素加深变黑，手指变尖变短，皮肤出现溃疡。

③萎缩期：皮肤发生萎缩、变薄，表皮疏松。

（3）肌肉病变。可出现废用性萎缩或原发性肌病，近、远端肌肉均可累及，表现为肌无力或轻度肌痛。

（4）骨和关节病变。可表现为晨僵和多关节痛，病程较长的患者因指（趾）缺血发生指丛吸收，远端骨溶解，指（趾）变短变细，X线可表现为关节间隙狭窄，关节面骨硬化，亦可表现为骨质疏松、骨质破坏变形等。

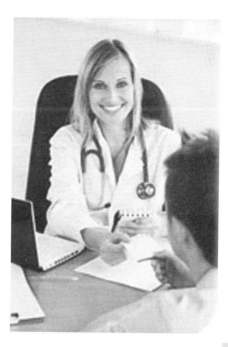

（5）消化系统病变。口腔黏膜可硬化、萎缩，舌乳头消失，舌系带萎缩、硬化、挛缩、伸舌受限，牙周间隙增宽，牙周膜变厚，易出现牙齿脱落。食管受累可表现吞咽困难，吞钡造影检查显示食管蠕动减弱或消失，可出现反流性食管炎,胸骨后烧灼痛,偶可见功能性胃出口阻塞和急性胃扩张。小肠受累,可表现间歇性腹痛,慢性腹泻,肠梗阻。累及大肠可有便秘,直肠脱垂或大便失禁。

（6）肺病变。肺受累可表现进行性活动后气短、气喘,X线检查有间质性炎症,纤维化;肺功能检查有通气功能异常。

（7）肾病变。急性发展者可突然起病,迅速发展至恶性高血压和进行性肾功能不全,有高肾素血症和微血管溶血,皮肤硬化病变也迅速发展。慢性者常于起病后2～3年内发生,逐渐出现轻度蛋白尿和镜下血尿,高血压和氮质血症发展缓慢。

（8）内分泌系统病变。部分患者可出现甲状腺功能低下、甲状腺纤维化。

（9）外分泌腺病变。少数病例伴发干燥综合征（SS）,表现为口干、眼干,胰腺受累可表现消化功能异常。

（10）神经系统。可发生陷入性神经病变,如腕管综合征、感觉异常性腹痛、三叉神经痛、面神经麻痹等,也可引起自主神经功能紊乱。

硬皮病容易与哪些病症相混淆

（1）弥漫型SSC。与肢端硬皮病的区别是前者近端皮肤增厚,后者缓慢发展。前者有明显的内脏疾病,后者晚期出现内脏损伤。前者ANA阳性,ACA一般阴性,后者ACA大多阳性。前者预后差,10年存活率为40%～60%;后者预后较好,10年存活率≥70%。

（2）混合性结缔组织病。有雷诺现象、手指肿胀及食管运动功能减低,肺、心、肾等多系统损害,但本病为手指腊肠样肿胀，无指端溃疡及末指（趾）骨吸收现象，无弥漫性皮肤硬化，抗 RNP 抗体呈高滴度阳性，ACA 及抗 SCL-70 抗体阴性。

（3）类风湿关节炎。为对称性关节肿胀、疼痛，晨僵时间长，可有关节畸形，无皮肤硬化，RF 呈高滴度阳性，关节 X 线片可见侵蚀样改变。

（4）硬肿病。起病突然，弥漫性皮肤变硬，但手足不受累，无雷诺现象，可自行缓解，抗 SCL-70 抗体及 ACA 阴性。

（5）嗜酸性筋膜炎。有四肢远端皮肤硬化，并可向四肢近端及躯干扩展，但无雷诺现象及内脏受累，受累组织及外周血嗜酸粒细胞明显增高，ANA 阴性。

硬皮病检查会出现哪些结果

（1）常规检查。系统性硬皮病患者血沉速度增快，C 反应蛋白可正常或轻度升高。轻度贫血、血小板减少、嗜酸粒细胞增多。有蛋白尿或镜下血尿和管型尿。

（2）生化检查。血清白蛋白降低，球蛋白增高，有多株高免疫球蛋白血症，血中纤维蛋白原含量增高，尿肌酸排出量可增高。部分患者肌酸磷酸激酶（CPK）、乳酸脱氢酶（LDH）和天冬氨酸氨基转移酶（SGOT）升高；血清钾、氯、尿素氮与肌酐可出现不同程度异常。

（3）免疫学检查。血浆免疫球蛋白可升高；30% 的系统性硬皮病患者 RF 阳性；ANA（以斑点型和核仁型多见）阳性率达 50% ~ 90%；还可出现抗 RNF 抗体、抗 SS-A 抗体及抗心磷脂抗体阳性。系统性硬皮病患者有一些标志性抗体，如抗 Scl-70 抗体（70KD），阳性率为 60%。抗着丝点抗体（ACA）

是 CREST 综合征的标志性抗体,阳性率为 70%。

（4）甲皱微循环检查。系统性硬皮病患者甲皱微循环视野模糊,毛细血管显著减少,血管扩张、弯曲,血流缓慢、瘀滞及血细胞聚集。本病甲皱微循环改变具有特征性,可以帮助诊断。

（5）血流图检查。肢端血流速度减慢,血流量减少,血管弹性较差。

硬皮病患者日常应注意哪些事项

（1）满怀信心和毅力。硬皮病患者应明确自己得的并非不治之症,没有必要悲观、消沉;也应清楚硬皮病毕竟是难治之症,不会轻易战而胜之。因此,每一位患者必须有坚定的信心和顽强的毅力,充分调动自身的抗病潜能与之抗争,让自己成为征服硬皮病、最终获得康复的强者。

（2）坚持长期合理的治疗。硬皮病目前仍是医学上的难治病,迄今还没有哪一种药物和方法能短期轻而易举地将其治好。只有在临床经验丰富和具有高度责任感的专科医生指导下,坚持长期治疗与合理用药,才能获得最佳的疗效。

（3）注意日常自我调养。要保持豁达开朗的精神状态,避免精神紧张和情绪波动;工作、家务要量力而行,不能过度劳累;注意防寒保暖,防止感冒、感染和其他疾病;注意保护肢端和关节突出部位;饮食应清淡,不冷不热,细嚼慢咽,少食多餐,切忌嗜烟嗜酒;适当进行自身或家人协助的功能锻炼,有条件者应配合按摩、理疗、药浴等辅助治疗措施;避免使用对病情不利或对受累脏器有损害的药物;争取亲友和单位的支持与照顾,以早日康复。

硬皮病患者日常饮食应坚持什么原则

（1）饮食以高蛋白质、高纤维化为原则。可多食用一些补肾益精、补益气血的食物。如田鸡油、雪蛤、猪皮、蛋、瘦肉、豆制品等食物。

（2）忌食刺激性强的或寒凉的食物。如辣椒、葱、生蒜、绿豆、海带、冬瓜、西瓜等。在药物治疗的同时，配合科学的饮食调养，对于硬皮病患者的康复十分有益。

（3）细嚼慢咽，少食多餐。如有吞咽困难时，应给予流质饮食。

可治疗风湿病的各种中西药物、草药、方剂

家庭可选用治疗风湿病的中成药及注意事项

◈ **天麻丸**

【组成】天麻、羌活、独活、杜仲、牛膝、制附子、当归、熟地黄、玄参。

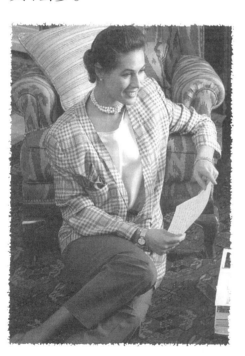

【功效】散寒祛风，活血通络，舒筋止痛。

【主治】风寒痹痛。证见关节疼痛、酸胀、麻木不仁、遇寒加剧，波及多个大关节，局部肿胀、屈身不利、步履艰难，舌苔白腻，脉弦紧等。

【用法用量】本品为蜜丸剂，每丸重9克。口服，每次1丸，每日2次。儿童酌减。

◉ **豨莶丸**

【组成】豨莶草。

【功效】祛风除湿,舒筋活络。

【主治】风湿痹痛。证见关节疼痛、麻木,腰膝疼痛,半身不遂,步履艰难,舌淡红,苔白腻,脉细弦等。

【用法用量】本品为蜜丸,每丸9克。口服,每次1丸,每日2次或3次,温开水送下。

◉ **三妙丸**

【组成】苍术、黄柏、牛膝。

【功效】清热除湿,消肿止痛。

【主治】湿热痹痛而致的足、膝关节红、肿、热、痛,屈伸不利,发热口苦,咽干口渴,小便短黄,舌红苔黄腻等。

【用法用量】本品为水丸剂。口服,每日9克,分2次,温开水送下。儿童酌减。

◉ **骨刺丸**

【组成】炙川乌、炙草乌、炙南星、白芷、萆薢、当归、红花、穿山龙、秦艽、徐长卿、炒薏苡仁、甘草。

【功效】祛风除湿,活血化瘀,消肿止痛。

【主治】风寒湿痹或骨刺。证见关节冷痛,腰脊酸痛,机体麻木,足跟脊酸痛,或颈项疼痛,遇寒加剧,不耐劳倦等。

【用法用量】本品为蜜丸,每丸重9克。口服,每次1丸,每日2次,温开水或淡盐水送下。

◈ 人参再造丸

【组成】白花蛇、藿香母、丁香、细辛、元参、香附子、地龙、熟地黄、檀香、三七、乳香、青皮、肉豆蔻、防风、首乌、川芎、片姜黄、黄芪、甘草、桑寄生、茯苓、赤芍、黄连、大黄、葛根、麻黄、全蝎、附子、荜茇、龟版、沉香、生姜、虎骨、僵蚕、琥珀、白术、天麻、肉桂、当归、白芷、草蔻、没药、威灵仙、乌药、羌活、红参、神曲、橘皮、血竭、天竺黄、朱砂、牛黄、冰片、麝香、犀角。

【功效】温阳补气,滋阴养血,疏风祛邪,舒筋活络,理气解郁,活血化瘀,强壮筋骨。

【主治】风湿痹痛,气血两虚,阴阳两虚。证见关节疼痛、屈伸不利,腰膝酸软,四肢麻木,心悸眩晕,舌淡苔白,脉沉弦等。

【用法用量】本品为蜜丸,每丸重 7.5 克。1 次 1 丸,一日 2 次,口服,黄酒为引,温开水送下。

◈ 养血荣筋丸

【组成】当归、鸡血藤、何首乌、赤芍、续断、桑寄生、威灵仙、伸筋草、透骨草、油松节、补骨脂、党参、白术、陈皮、木香、赤小豆。

【功效】养血荣筋,散风通络。

【主治】风湿日久血虚,血不荣筋而见筋骨酸痛,肢体麻木,肌肉萎缩,关节不利、肿胀,或见眩晕,面色苍白,舌淡苔白,脉细弱等。

【用法用量】本品为蜜丸,每丸重 9 克。口服,每次 1 丸,每日 1~2 次,温开水送下。

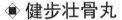

◈ 健步壮骨丸

【组成】龟版、知母、黄柏、熟地黄、枸杞子、补骨脂、附子、菟丝子、锁阳、续断、杜仲、当归、白芍、人参、黄芪、茯苓、酸枣仁、远志、羌活、秦艽、防风、木瓜、石菖蒲、牛膝等。

【功效】祛风通络,补肾壮骨。

【主治】风湿日久而肾亏。证见腰酸腿软,腰脊冷痛,关节屈伸不利,经久不愈,步履不稳,肢体倦怠等。

【用法用量】本品为丸剂,每丸重9克。口服,每次1丸,每日2次,空腹温开水送下。儿童酌减。

◈ 舒筋活络丸

【组成】五加皮、胆南星、川芎、豨莶草、桂枝、地枫皮、独活、牛膝、当归、木瓜、威灵仙、羌活。

【功效】祛风除湿,舒筋活络。

【主治】风湿痹痛。证见关节疼痛,腰膝酸软,肢体不利,手足麻木,筋脉拘挛,舌暗淡或有瘀斑,脉弦紧或沉迟等。

【用法用量】本品为蜜丸,每丸重6克。口服,每次1丸,每日2次,空腹温开水送下。

◈ 散风活络丸

【组成】乌梢蛇、蜈蚣、地龙、胆南星、牛黄、冰片、防风、威灵仙、骨碎补、海风藻、细辛、麻黄、桂皮、白附子、草乌、附子、红花、当归、川芎、乳香、桃仁、赤芍、熟地黄、熟大黄、黄芩、木香、党参、白术、草豆蔻、石菖蒲、香附、牛膝、茯苓、代赭石。

【功效】温经除湿,祛痰逐瘀,补血益气。

【主治】风湿日久而正气亏虚。证见肢体疼痛,关节肿胀,手足沉重,肌肤麻木,骨节不利,头晕眼花,体倦气短,食欲不振,舌淡苔白,脉细弦等。

【用法用量】本品为蜜丸,每丸重 6 克。口服,每次 1 丸,每日 3 次,温开水送下。儿童酌减。

◈ **木耳舒筋丸**

【组成】木耳、当归、川芎、枸杞子、苍术、杜仲、牛膝、白巨胜子。

【功效】补肝益肾,舒筋活血。

【主治】风湿日久、肝肾两虚而致的腰膝酸软,肢体乏力、麻木沉重,关节不利,或肌肉时有抽筋,小便频数,肢冷,舌淡,脉沉细等。

【用法用量】本品为蜜丸剂,每丸重 9 克。口服,每次 1 丸,每日 2 次,黄酒或温开水送服。

◈ **风寒疼痛丸**

【组成】防风、当归、独活、续断、陈皮、红花、威灵仙、桑枝、枳壳、羌活、青皮、桃仁、秦艽、赤芍、丹参。

【功效】祛风除湿,活血止痛。

【主治】风寒湿痹。证见关节冷痛、痛处不移、多呈刺痛(入夜尤甚)、屈伸不利,畏寒肢冷,舌质暗红,苔薄白,脉细涩等。

【用法用量】口服,每次 4 克,每日 2 次。

◈ **壮腰健骨丸**

【组成】狗脊、鸡血藤、黑老虎、金樱子、千斤拔、牛大力、

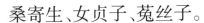

桑寄生、女贞子、菟丝子。

【功效】祛风除湿,健骨壮腰,养血通络。

【主治】风湿腰痛,肾亏腰痛。证见腰背疼痛,不耐久坐,膝软无力,头晕耳鸣,健忘,阳痿早泄,小便清长、夜尿频数,舌淡苔白,脉沉迟弱等。

【用法用量】本品为蜜丸,每丸重(5)6克。口服,每次1丸,每日2~3次,温开水送下。

◈ 华佗再造丸

【组成】当归、川芎、冰片、白芍、红参、五味子、马钱子、红花、胆南星等。

【功效】活血化瘀,化痰通络,行气止痛。

【主治】风寒湿痹、气血瘀阻而见肌肉、筋骨酸痛,关节肿胀,屈伸不利,腰膝酸软,步履不稳;或脑卒中(中风)后半身不遂,下肢乏力,筋络拘挛等。

【用法用量】本品为丸剂,每丸8克。口服,每次1丸,每

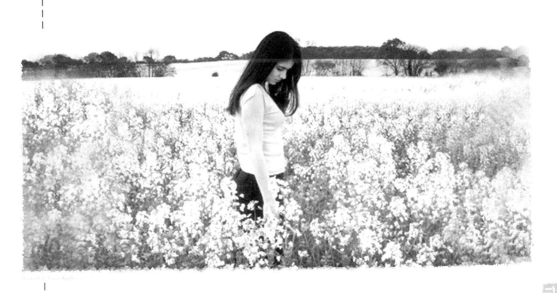

风湿病的治疗与调养

日 2 次或 3 次,温开水送下,连服 10 天,停药 1 天,30 天为一个疗程。

◈ **追风活络丸**

【组成】乌梢蛇、地龙、土鳖虫、羌活、独活、防风、荆芥、川乌、草乌、威灵仙、桂枝、香附。

【功效】祛风散寒,舒筋活络。

【主治】风寒湿痹。证见关节疼痛、遇寒加剧,肢体沉重,畏寒肢冷,口淡不渴,舌苔薄红,脉沉细或弦急等。

【用法用量】本品为蜜丸,每丸重 3.5 克。口服,每次 1 ~ 2 丸,每日 2 次,温开水送下。

◈ **四藤片**

【组成】海风藤、石楠藤、忍冬藤、宽根藤。

【功效】祛风除湿,通络止痛。

【主治】风湿痹痛。证见关节肿胀,肢体沉重麻木,或肿痛游走不定、时发时止、经久不愈等。

【用法用量】本品为片剂,每片 0.35 克。口服,每次 4 片或 5 片,每日 3 次,空腹温开水送服。儿童酌减。

◈ **骨仙片**

【组成】骨碎补、仙茅、熟地黄、女贞子、牛膝、枸杞子、金樱子、防己、黑豆。

【功效】滋阴壮阳,强筋健骨。

【主治】风寒湿痹。证见腰膝疼痛、弯腰困难,下肢痹痛,甚则步履困难,或小便清长,阳痿,舌淡苔白,脉沉迟弱等。

【用法用量】本品为片剂,每片 0.5 克。口服,每次 4～6 片,每日 2～3 次,温开水或淡盐水送服。

◉ **风湿马钱片**

【组成】炙马钱子、全蝎、僵蚕、牛膝、乳香、没药、麻黄、苍术、甘草。

【功效】祛风除湿,活血止痛。

【主治】风寒痹痛。证见关节肿痛、固定不移、沉重麻木,或筋脉拘挛、屈伸不利,甚至关节变形、疼痛剧烈,舌淡苔白,脉沉迟或细弦等。

【用法用量】本品为片剂,每片重 0.3 克。口服,每次 4 片,每日 3 次,空腹温开水送下。儿童酌减。

◉ **风湿镇痛片**

【组成】丁公藤、黑老虎、桑寄生。

【功效】祛风除湿,活血止痛,补肝益肾。

【主治】行痹、着痹、痛痹而见肢体酸痛、关节肿胀、屈伸不利,甚则关节畸形、僵硬、经久不愈,舌苔白,脉沉弦等。

【用法用量】本品为片剂。口服,每次 4 片或 5 片,每日 2 次,空腹温开水送服。儿童酌减。

◉ **鸡血藤膏**

【组成】鸡血藤、续断、牛膝、黑豆、红花。

【功效】养血活血,通络止痛。

【主治】痹证日久、血虚挟瘀而致的腰酸腿痛,关节酸胀,筋骨拘挛,骨节屈伸不利、动则痛加,眩晕心悸,体倦气短,睡眠不宁,舌质淡或有瘀斑,苔薄白,脉细弱等。

【用法用量】本品为膏滋剂,每瓶125克或500克。口服,每次9~15克,每日2次,用水酒各半炖化服。

◈ 风湿百草膏

【组成】川乌、草乌、白花蛇、乌梢蛇、麻黄、桂枝、羌活、独活、威灵仙、千年健等。

【功效】祛风除湿,温经散寒,活血通络。

【主治】风湿痹痛。证见关节肉疼痛,四肢酸胀、屈伸不利,或痛无定处,游走不定,或痛处不移,遇寒加剧等。

【用法用量】本品为膏药,每张9克或15克。外用,以火烤化,趁热贴于患处,每日1贴。

◈ 狗皮膏

【组成】羌活、威灵仙、僵蚕、细辛、清风藤、天麻、蛇床子、大风子、生附子、生草乌等。

【功效】祛风散寒,活血止痛,舒筋活络。

【主治】风寒湿痹而致的周身关节疼痛,肢体麻木,屈伸不利,以及跌打损伤而致的瘀肿疼痛等。

【用法用量】本品为膏药。外用,加温软化,趁热贴患处,每日1次。

◈ 风湿舒筋膏

【组成】枳壳、香附子、禹白附、清风藤、穿山甲、白蔹、僵蚕、川楝子、续断、天麻、肉桂、远志、蛇床子、青皮、陈皮、乌药、大风子、白术等。

【功效】祛风散寒,舒筋活络,活血止痛。

【主治】风湿痹痛、瘀阻疼痛。证见筋骨疼痛,四肢麻木,腰背冷痛,腹胀腹痛,或跌打损伤,瘀肿疼痛等。

【用法用量】本品为膏药,每张 10 克或 20 克。外用,温热软化,贴于患处,每日 1 贴。

◈ 关节镇痛膏

【组成】辣椒、姜黄、肉桂、细辛、生白附、川乌、草乌、独活、桂枝、荆芥、防风、羌活、秦艽、当归、川芎、赤芍、红花、青木香、薄荷、忍冬藤、叶绿油、冰片、樟脑等。

【功效】祛风散寒,活血通络。

【主治】风寒湿痹。证见关节、肌肉疼痛,遇寒加剧,或痛如锥刺,或久痛不已,或痛处不移,甚则关节变形,舌淡苔白,脉细弦等。

【用法用量】本品为膏剂。外用,贴于患处,每 2 天更换一次。

◈ 伤湿止痛膏

【组成】川乌、草乌、骨碎补、山柰、干姜、荆芥、防风、白芷、五加皮、透骨草、老鹳草、红花、马钱子、白胶、香樟脑、冰片、黑老虎等。

【功效】祛风除湿,温经通络,活血止痛。

【主治】风湿痹痛,跌打损伤等。证见关节疼痛、肌肉麻木、筋脉拘挛,或跌打损伤、腰脊扭挫伤、局部青紫或红肿疼痛等。

【用法用量】本品为贴膏。外用,贴于患处,每日更换 1 次或 2 次。

◈ 补腰健肾膏

【组成】补骨脂、菟丝子、山药、白术、茯苓、牡丹皮、党参、女贞子、牛膝、甘草、黄芪、杜仲、熟地黄、泽泻。

【功效】补肾壮腰,益气养血。

【主治】寒湿痹痛,日久肾虚。证见腰酸腿软,肢体困倦,手足不温,体倦气短,舌苔白润,脉沉无力等。

【用法用量】本品为膏滋剂,每瓶 200 毫升或 400 毫升。口服,每次 10 毫升,每日 2 次或 3 次,温开水送服。

◈ 活血止痛膏

【组成】辣椒、干姜、生川乌、独活、甘油、樟脑、丁香油等。

【功效】温经散寒,祛风除湿,活血止痛。

【主治】风寒湿痹,跌打损伤。证见关节冷痛、屈伸不利、遇寒加剧,或跌打损伤、瘀肿疼痛等。

【用法用量】本品为膏剂。外用,加热软化,贴于患处,每日 1 贴。

◈ 海马万应膏

【组成】海马、木香、肉桂、防风、郁金、血竭、当归、桃仁、羌活、附子、独活、麻黄。

【功效】祛风散寒,活血止痛。

【主治】风寒湿痹,跌打损伤。证见肌肉关节酸痛,局部肿胀,屈伸不利,或跌打瘀痛,腰腿扭伤等。

【用法用量】本品为膏药。外用,温热软化,贴于患处,每次 1 张,每张可用 3 ~ 5 天。

◈ 豹骨追风膏

【组成】豹骨、冰片、骨碎补、老鹳草、海风藤、牛膝、五加皮、乳香、清风藤、丁香、防风、木瓜、当归、红花、麻黄、没药等。

【功效】补肝益肾,祛风除湿,温经散寒。

【主治】风湿日久,肝肾两亏,气血不足而致的关节疼痛,腰膝酸软,步履困难,肢体麻木,或手足筋络拘挛,屈伸不利,舌淡苔白,脉沉数等。

【用法用量】本品为膏药。外用,温热软化,贴于患处,每次 1 张,每张贴 3 ~ 5 天。

家庭可选用治疗各类风湿病的西药及注意事项

◈ 阿司匹林

【常用别名】乙酰水杨酸、醋柳酸

【药理作用】有较强的解热、镇痛、抗炎、抗风湿作用,并能抑制血小板聚集,防止血栓形成。

【适应证】适用于缓解轻度或中度疼痛,如头痛、牙痛、神经痛、肌肉痛及痛经;也用于感冒、流感等退热及类风湿关节炎、骨关节炎等症状的缓解。

【剂型】片剂:0.3 克／片,0.5 克／片。

【用法用量】

1. 成人口服用量。每天 3 ~ 5 克,分 4 次服用。

2. 小儿口服用量。每天 0.08~0.1 克／千克体重,分 3 次或 4 次服用,症状控制后用量减半,6~8 周为一个疗程。

【不良反应】

1. 较常见的不良反应。恶心、呕吐、上腹部不适或疼痛等。

2. 较少见的不良反应。胃肠道出血或溃疡,皮肤过敏反应,支气管痉挛性过敏反应,可逆性肝肾功能损害。

【注意事项】

1. 有出血症状的溃疡病或其他活动性出血者禁用。

2. 血友病或血小板减少症患者禁用。

3. 孕妇临产前不宜应用,以免延长产程和增加产后出血。

◈ 吲哚美辛

【常用别名】消炎痛

【药理作用】通过抑制体内前列腺素合成,而产生显著的解热、消炎、止痛、抗风湿作用。其消炎作用比阿司匹林强 12 倍。

【适应证】急、慢性风湿性或类风湿关节炎、强直性脊柱炎、骨性关节炎及其他炎症性疼痛等,也可用于急性痛风及结石症引起的绞痛,也可用于偏头痛及痛经。

【剂型】片剂:25 毫克／片。胶囊:25 毫克／粒。

【用法用量】初量每次 25~50 毫克,每日 2~4 次,饭时或饭后立即服用,如无不良反应,可逐渐增至每日 150~200 毫克。

【不良反应】

1. 胃肠道。出现恶心、呕吐、腹泻、溃疡等症状,有时还会引起胃出血和胃穿孔。

2. 神经系统。出现头痛、头晕、焦虑及失眠等,严重者可有精神行为障碍或抽搐等。

3. 造血系统。出现再生障碍性贫血、白细胞减少或血小板减少等。

4. 肾脏。出现血尿、水肿、肾功能不全,老年人多见。

5. 过敏反应。出现皮疹、哮喘、休克等。

【注意事项】

1. 如果神经系统出现不良反应,且持续不减,应停药。

2. 溃疡病、支气管哮喘、精神病、癫痫、震颤麻痹、肾功能不全患者以及老年人、孕妇、哺乳期妇女忌用;儿童对本品较敏感,有用本品后因激发潜在性感染而危及生命者,也应忌用。

◈ **双氯芬酸钠**

【常用别名】扶他林、英太青

【药理作用】本品通过抑制前列腺素的合成,而起到抗炎、镇痛、解热的作用。其消炎作用比消炎痛强 2 倍,比阿司匹林强数倍。其特点是药效快,不良反应少,口服吸收迅速,是近年来国外应用最广泛的高效安全的抗炎药物。

【适应证】用于治疗类风湿关节炎、强直性脊柱炎、痛风性关节炎及其他关节炎。也可用于各种软组织风湿症、创伤、术后、牙痛以及妇科的痛性疾病。

【剂型】片剂:25 毫克 / 片。

【用法用量】每次 25 ~ 50 毫克,每日 3 次。英太青为其缓释剂,每日只需服药 1 次或 2 次。

【不良反应】轻度胃肠道不适,皮肤瘙痒。

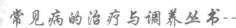

【注意事项】

1.肝、肾损害或有溃疡病史者慎用。

2.妊娠头 3 个月避免使用。

◈ **芬布芬**

【常用别名】联苯丁酮酸、苯酮酸、苯布芬

【药理作用】本品通过抑制前列腺素的合成,而起到抗炎、镇痛的作用。其作用比吲哚美辛弱,但比乙酰水杨酸强。

【适应证】用于风湿性关节炎、类风湿关节炎、强直性脊柱炎及痛风,也可用于牙痛、手术后疼痛、外伤疼痛等。

【剂型】片剂:300 毫克 / 片。胶囊剂:150 毫克 / 片。

【用量用法】成人每日 600～900 毫克,一次或分次服用。多数患者晚上一次口服 600 毫克即可。分次服用时,每日总量不得超过 900 毫克。

【不良反应】

1.少数患者服后有胃痛、恶心、头晕、皮疹、白细胞数微降等。

2.极少数患者会出现氨基转移酶微升现象,停药 1 周自行恢复正常。

【注意事项】

1.消化道溃疡者慎用。

2.14 岁以下儿童不宜服用。

3.孕妇及哺乳期妇女服用时应遵医嘱。

◈ **吡罗昔康**

【常用别名】炎痛喜康

【药理作用】本药有明显的镇痛、抗炎及一定的消肿作用。其特点为用药剂量小,作用持续时间长,不良反应较轻微。

【适应证】可用于治疗急、慢性类风湿关节炎,强直性脊柱炎,骨性关节炎,痛风性关节炎等。

【剂型】片剂:10毫克/片,20毫克/片。胶囊:20毫克/粒。

【用法用量】每次20毫克,每日1次;或每次10毫克,每日2次,饭后服用。

【不良反应】

1.偶见头晕、水肿、胃部不适、腹泻或便秘、粒细胞减少、再生障碍性贫血等,停药后一般可自行消失。

2.本品不宜长期服用,长期服用可引起胃溃疡及大出血。

【注意事项】

1.消化道溃疡者慎用。

2.孕妇、哺乳期妇女及儿童不宜使用。

◈ **氯芬那酸**

【常用别名】氯来酸、抗炎灵、抗风湿灵。

【药理作用】有消炎、镇痛、解热等作用。其消炎作用较阿司匹林、氨基比林、甲灭酸、保泰松强,但其镇痛作用不及甲灭酸、保泰松,其解热作用不及甲灭酸。

【适应证】用于风湿性关节炎、类风湿关节炎。

【剂型】片剂:200毫克/片。

【用法用量】每次200~500毫克,每日3次,饭后服用。

【不良反应】胃肠功能障碍、皮疹、水肿、蛋白尿及血尿等。

【注意事项】

1.溃疡患者禁用。

风湿病的治疗与调养

2. 肝、肾功能不全及哮喘病等患者慎用。

3. 孕妇和哺乳期妇女不宜使用。

◈ 布洛芬

【常用别名】异丁苯丙酸、异丁洛芬、拔怒风

【药理作用】本药具有消炎、镇痛、解热等作用,与阿司匹林、保泰松相似。当患者不能耐受阿司匹林、保泰松时可改用本品。治疗关节炎时,可消除僵硬、疼痛,减少肿胀,改善握力及关节的屈曲。本品的优点是耐受性好,很少不良反应。

【适应证】用于治疗风湿性关节炎、强直性脊柱炎、骨性关节炎,以及非关节风湿病,如纤维性组织炎、慢性背痛等。

【剂型】片剂：200 毫克 / 片。

【用法用量】每次 300 ~ 600 毫克,每日 3 ~ 4 次,饭时或饭后服用。治疗初期可使用较大剂量,每日 1200 克,以后可递减至维持量,每次 200 毫克,每日 3 次或 4 次。

【不良反应】胃肠道反应较轻,有消化不良、恶心等症状,偶有胃出血现象。

【注意事项】

1. 哮喘病患者禁用。

2. 消化道溃疡患者慎用。

3. 孕妇及哺乳期妇女禁用。

◈ 萘普生

【常用别名】消痛灵

【药理作用】本品具有消炎、镇痛、解热等作用。

【适应证】对于类风湿关节炎、强直性脊柱炎、骨性关节

炎、痛风、运动系统（如关节、肌肉及肌腱）的慢性变性疾病及轻、中度疼痛如痛经等，均有肯定疗效。中度疼痛可于服药后1小时缓解，镇痛作用可持续7小时以上。对于风湿性关节炎及骨性关节炎的疗效，类似阿司匹林。对因贫血、消化系统疾病或其他原因不能耐受阿司匹林、吲哚美辛等消炎镇痛药的患者，用本药常可获满意效果。

【剂型】片剂：100毫克／片，125毫克／片。胶囊：125毫克／粒，200毫克／粒，250毫克／粒。

【用法用量】口服，开始每日剂量500～750毫克，维持量每日375～750毫克，分早晨及傍晚2次服用。轻、中度疼痛时，开始用500毫克，必需时经6～8小时后再服250毫克，日剂量不得超过1250毫克。

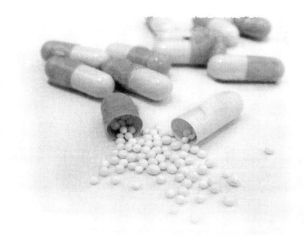

【不良反应】长期服用耐受良好，不良反应主要为胃肠道轻度和暂时不适。偶见恶心、呕吐、消化不良、便秘、胃肠道出血、失眠或嗜睡、头痛、头晕、耳鸣、瘙痒、皮疹、血管神经性水肿、视觉障碍及出血时间延长，一般不需中断治疗。

【注意事项】

1.孕妇及哺乳期妇女不宜使用。

2.有凝血机制或血小板功能障碍，哮喘，心功能不全或高血压，肾功能不全，活动性胃肠出血或活动性胃肠道溃疡者慎用。

◈ **保泰松**

【常用别名】布他酮、布他唑立丁

【药理作用】本品解热、镇痛作用较弱，而抗炎作用较强，对炎性疼痛效果较好。有轻度的促进尿酸排泄作用。

【适应证】用于风湿性关节炎、类风湿关节炎、骨性关节炎急性发作及急性痛风性关节炎。还可用于治疗急性血吸虫病、丝虫病、结核病等。

【剂型】片剂：100毫克/片。

【用法用量】抗风湿时，开始每日量300~600毫克，分为3次，饭后服用。每日量不宜超过800毫克。1周后如无不良反应，可继续服用，并递减至维持量，每日100~200毫克。

【不良反应】本品毒性较大，不良反应多且严重，故不作为抗风湿首选药。应用时剂量不宜过大，时间不宜过长。主要不良反应有：

1. 出现胃肠道反应，如恶心、呕吐、腹痛、便秘等。如用时间过长，剂量过大，还可导致消化道溃疡。

2. 可抑制骨髓，引起粒细胞减少，甚至再生障碍性贫血，但及时停药可避免。

3. 能使钠、氯离子在体内潴留而引起水肿。

【注意事项】肝、肾功能损害，高血压，心功能不全，水肿，溃疡病，骨质疏松等患者，以及有药物过敏史者禁用或慎用。

◈ **金诺芬**

【常用别名】瑞得、醋硫葡金。

【药理作用】本品能减少患者的类风湿因子，恢复正常免疫球蛋白浓度。临床表明金诺芬虽无法改变已出现的骨关节损伤和变形，但发病早期，长期用药可控制类风湿关节炎的发展,避免对骨关节造成进一步的损伤。

【适应证】主要用于类风湿关节炎。

【剂型】片剂：3 毫克 / 片。

【用法用量】每日 6 毫克,1 次或分次饭后服用,连服 3 个月以上方能见效。初期试用时应同时加用非甾体抗炎药以缓解症状,3 个月后可单独以本品治疗。

【不良反应】

1. 胃肠道反应,如恶心、腹泻等。

2. 可见皮疹、瘙痒、口腔发炎等,一般不影响用药。

3. 治疗早期,少数患者会有轻度贫血或短时的白细胞和血小板减少的现象。

4. 少数患者在治疗期间会引起短暂的蛋白尿,停药后会自行消失。

【注意事项】

1. 严重活动性肝炎、进行性肾病或有骨髓中毒史者禁用。

2. 注射金诺芬制剂会引起坏死性结肠炎、肺纤维化、剥脱性皮炎的患者禁用。

3. 孕妇、哺乳期妇女禁用。

◈ D- 青霉胺

【常用别名】二甲半胱氨酸

【药理作用】本药具有明显的免疫抑制作用,已经广泛用于类风湿关节炎、硬皮病等自身免疫病。对类风湿关节炎,可使关节疼痛、肿胀及渗液情况，晨起关节僵硬、血沉快等临床症状和体征明显改善。一般需经数周方可显效，过早停药易于复发。

【适应证】用于治疗类风湿关节炎、硬皮病、慢性活动性肝炎、口眼干燥综合征等自身免疫病。

【剂型】片剂：100 毫克 / 片。

【用法用量】一般从每日 250 毫克开始，无效者隔月增加日剂量 125 毫克，或隔 3 个月增加日剂量 250 毫克，直至最大剂量每日 500～700 毫克。

【不良反应】

1. 可见食欲不振、呕吐、味觉减退、皮肤瘙痒、皮疹等症状。

2. 出现白细胞及血小板减少、蛋白尿、肌无力等症状。

3. 偶见有氨基转移酶升高。孕妇大量用药还可引起婴儿发育异常。

【注意事项】

1. 孕妇禁用。

2. 粒细胞缺乏症和肾功能不全患者禁用。

◉ **环磷酰胺**

【常用别名】癌得星、CTX

【药理作用】本药对体液免疫和细胞免疫均有抑制作用，即对免疫反应的各个阶段均有抑制作用，故临床常与其他抗风湿药物联合使用。但由于其毒副反应的限制，对类风湿关节炎的治疗，也多在首先抗炎对症处理，应用抗疟药、金诺芬制剂、青霉胺等效果不好时选用。

【适应证】主要用于类风湿关节炎、系统性红斑狼疮、肾病综合征、特发性血小板减少性紫癜。

【剂型】片剂（肠溶糖衣片）：50 毫克／片。注射剂：100 毫克／支；200 毫克／支。

【用法用量】

1. 口服。开始时每日口服 50 毫克，在 2～4 周逐渐增至 100～150 毫克／日，分 2～3 次服用，待症状缓解后，逐渐减量，每日维持 50～100 毫克。与静脉注射和冲击疗法相比，口服治疗不良反应较多，疗效较差，所以在风湿病的治疗中已逐渐减少使用。

2. 静脉注射。每次 200 毫克，每周 2 次。冲击疗法：按人体表面积计算每平方米 500～1000 毫克，静脉注射或加入液体中滴注，连续 2 日，每 2 周重复 2 次，当累计剂量达 150 毫克／千克体重以后，改为每 3 个月重复 2 日作为维持治疗。

【不良反应】

1. 消化道反应，表现为恶心、呕吐等。

2. 膀胱炎为本药的特有反应。患者多饮水，可减少对膀胱的毒性反应。

3. 脊髓抑制反应，用药后患者血象 1～2 周达最低值，3～5 周可恢复。

4. 引起心脏毒性，导致心肌病变，个别有肺炎发生。

5. 常见脱发、口腔炎、视力模糊等症状。

6. 可使生育细胞减少而导致不孕症。

【注意事项】肝、肾疾病患者禁用。

◈ **硫唑嘌呤**

【常用别名】依木兰

【药理作用】本品为疏嘌呤衍生物,作用慢而持久,在体内分解为疏嘌呤而起作用。

【适应证】主要用于异体器官移植术后抑制免疫排斥反应,多与皮质激素合用。也广泛用于类风湿关节炎、全身性红斑狼疮、重症肌无力、硬皮病等自身免疫病。对慢性肾炎及肾病综合征,其疗效似不及环磷酰胺。由于其不良反应较多而严重,对上述疾病的治疗不作为首选药物,通常是在单用皮质激素不能控制时才使用。

【剂型】片剂:100毫克/片。

【用法用量】开始每日口服50毫克,2~4周逐渐加量,直至每日每千克体重2~3毫克,待症状改善后,以每日每千克体重1.0毫克为维持量,可持续6~12个月。

【不良反应】

1. 主要有骨髓抑制,可导致粒细胞减少,甚至再生障碍性贫血,一般在6~10天后出现。

2. 也可有中毒性肝炎、胰腺炎、脱发、黏膜溃疡、腹膜出血、视网膜出血、肺水肿,以及厌食、恶心、口腔炎等。

【注意事项】

1. 肝、肾功能损害者禁用。

2. 孕妇禁用。

◈ **氨甲蝶呤**

【常用别名】氨甲蝶呤、氨甲叶酸

【药理作用】本品是一种叶酸拮抗剂,可以使病变部位的细胞增殖,抑制炎病部位的单核细胞功能而起到抗炎作用,对体液和细胞免疫均有抑制作用。起效快,严重不良反应少,对早期控制病程进展十分有益。可作为多种风湿病的辅助治疗,或在糖皮质激素或其他抗风湿药物治疗效果不佳后加用,也可与激素联合应用而减少糖皮质激素的用量。

【适应证】用于治疗类风湿关节炎、红斑狼疮和皮肌炎等自身免疫病。

【剂型】片剂:(2)5毫克/片。针剂:5毫克/支,100毫克/支,1000毫克/支。

【用法用量】一般抗风湿治疗都采用小剂量脉冲疗法,第1周5毫克,第2周7.5毫克,第3周10毫克,第4周15毫克,最大量每周不超过25毫克。当病情缓解后可维持4~8周,然后再以每周2.5毫克的速度递减药量,至每周5毫克后维持半年。

【不良反应】

1.常见消化道反应,如恶心、呕吐、溃疡等。

2.肝、肾功能损害,性功能低下,月经不调,脱发,色斑,肺病等。

3.骨髓抑制反应,血象最低值在7~10天,恢复在14~16天。

【注意事项】

1.肝、肾功能不全者禁用。使用大剂量治疗期间及停药后一段时间内如果摄入含酸性成分的饮食,可能引起肾中毒,对于某些患者有致命危险。

2.本品有致畸、致突变、潜在性致继发肿瘤毒性。因此,孕妇、哺乳期妇女禁用。

◼ **环孢素**

【常用别名】环孢菌素 A、环孢霉素 A

【药理作用】本品是一种选择性作用于 T 细胞的免疫抑制剂。作用机制主要是改善机体细胞免疫功能,抑制 T 细胞产生细胞介素 –2,阻止关节炎症进展。

【适应证】主要用于活动性或难治性类风湿关节炎、系统性红斑狼疮、皮肌炎和多发性肌炎、系统性硬化症、银屑病关节炎等自身免疫病。

【剂型】口服液:100 毫克 / 毫升 ×50 毫升。静滴浓缩液:50 毫克 / 毫升。

【用法用量】采用小剂量、长疗程用药,并注意剂量个体化。常用剂量为每日每千克体重 3～5 毫克顿服,起效时间 2～3 个月,以后逐渐减量,以每日每千克体重 2～3 毫克顿服为其维持量。

【不良反应】

1. 常见胃肠道反应,如恶心、呕吐、腹泻等。

2. 一部分患者用药后出现可逆性肾功能不全,减量后会消失。

3. 血清胆红素升高,肝酶、尿酸及肌酸酐增高,偶尔出现多毛症。

4. 本品和其他免疫抑制剂合用,诱发感染较多。

【注意事项】

1. 肝、肾功能损伤者慎用。

2. 孕妇和哺乳期妇女禁用。

◈ **雷公藤多苷**

【药理作用】本品具有很强的抗炎作用,并能抑制体液免疫和细胞免疫反应,对 Ⅱ、Ⅲ、Ⅳ 型及混合型变态反应引起的变态反应性疾病,以及自身免疫病有迅速而显著的疗效。

【适应证】可用于类风湿关节炎、肾病综合征、紫癜性及狼疮性肾炎、红斑狼疮、亚急性及慢性重症肝炎、慢性活动性肝炎;也可用于过敏性皮肤脉管炎、皮炎和湿疹,以及银屑病性关节炎、强直性脊柱炎等。

【剂型】片剂:10 毫克 / 片。

【用法用量】每日 1 ~ 1.5 毫克 / 千克体重,分 3 次饭后服用。首剂应足量,病情控制后减量。采用间歇治疗,可骤停药,无反跳,再用仍有效。

【不良反应】

1. 常见胃肠道反应,如腹胀、腹泻等。

2. 皮肤黏膜反应,可能出现皮疹、瘙痒、脱发、眼干涩、口角炎等。

3. 少数用药者可出现白细胞减少,停药处理后均可升至正常。

4. 可引起月经紊乱及精子活力降低、数目减少,但作用是可逆的。

5. 心、肝、肾功能损害。

【注意事项】

1. 心、肝、肾功能不全者,严重贫血者,以及胃十二指肠活动性溃疡者禁用。

2. 过敏体质者、年老、体弱、孕妇、哺乳期妇女、儿童应禁用,女性宜偏小剂量使用。

3.用药后应定期检查血、尿常规,肝功能,心电图等项目。

◈ 氢化可的松

【常用别名】可的索、皮质醇、尤卓尔。

【药理作用】本品具有较强的抗炎作用,还具有免疫抑制、抗毒、抗休克作用等。此外,也有一定程度的盐皮质激素活性,具有留水、留钠及排钾作用。本品作用与泼尼松基本相同,但疗效不如其显著。可供静脉滴注,故常用于抢救危重中毒性感染患者。

【适应证】用于肾上腺皮质功能不全所引起的疾病、各种急性严重细菌感染、过敏性疾病,以及类风湿关节炎、痛风、严重支气管哮喘、血小板减少性紫癜等。

【剂型】片剂:20 毫克 / 片。注射剂:25 毫克 /5 毫升, 50 毫克 /10 毫升, 100 毫克 /20 毫升。

【用法用量】口服每次 10 ~ 80 毫克, 每日 40 ~ 200 毫克;小儿每日 4 ~ 8 毫克 / 千克体重, 分 3 ~ 4 次服用或遵医嘱。静脉滴注每次 100 ~ 200 毫克, 以 5%葡萄糖注射液或灭菌生理盐水稀释至每毫升不超过 2 毫克;小儿每日 4 ~ 8 毫克 / 千克,于 8 小时内滴完。

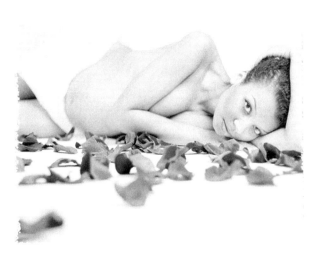

【不良反应】长期大量使用可能引起与皮质功能亢进相似的不良反应,如高血压、心动加速、月经不调、

阳痿、水肿、肥胖、毛发增多、痤疮、骨质疏松、抵抗力低弱、精神异常等症状。

【注意事项】

1. 消化道溃疡病、骨质疏松症、精神病、重症高血压及水痘患者忌用。

2. 充血性心力衰竭、糖尿病、肾功能不全、活动性肺结核、动脉硬化、急性传染病患者慎用。

3. 长期大量应用,不可突然停药,应逐量减量,以免激素分泌失去平衡,而产生皮质功能不全症状。

4. 用药期间宜控制钠盐摄入量,并同服氯化钾。

◈ **泼尼松**

【常用别名】强的松、去氢可的松等。

【药理作用】该药具有抗炎及抗过敏作用,能促使结缔组织增生,降低毛细血管和细胞膜的通透性,减少炎性渗出,并能抑制组胺及其他毒性物质的形成与释放。当本品与抗生素配伍应用时,能有良好的降温、抗毒、抗炎、抗休克及促进症状缓解的作用。其水钠潴留及促进钾排泄的作用比可的松小,抗炎及抗过敏作用较强,故较常用。

【适应证】可用于各种急性细菌感染、严重的过敏性疾病、胶原型疾病、风湿病、肾病综合征、重症支气管哮喘、血小板减少性紫癜、粒细胞减少症、神经性皮炎等。

【剂型】片剂:5毫克/片。

【用法用量】一般用量为每日15～60毫克,早晨8时一次服用,或将全日量于早晨服2/3,中午12时服1/3。可根据病情对剂量及疗程进行适量增减,每日用量有时可高达

80～100 毫克,疗程有的长达 1 年以上。

【不良反应】

1. 诱发和加重消化道溃疡、高血压、动脉粥样硬化、精神病等症。

2. 诱发类肾上腺皮质功能亢进症、肾上腺皮质功能不全等症,还能抑制生长发育。

【注意事项】

1. 与抗菌药物并用于细菌感染型疾病时,应在抗菌药物之后使用,而停药则应在停用抗菌药物之前,以免掩盖症状、延误治疗。

2. 长期使用本品的患者,在手术时及手术后 3～4 天内,常需增加药量,以防出现皮质功能不全。

◈ **地塞米松**

【常用别名】氟甲去氢氢化可的松、氟美松等。

【药理作用】本品的抗炎、抗毒和抗过敏作用比泼尼松更显著,而对水钠潴留、促进排钾作用较轻微,对垂体—肾上腺皮质的抑制作用较强。其注射液吸收缓慢、作用持久。

【适应证】同泼尼松。本品磷酸盐针剂为水溶液,在治疗时,供肌内注射或静脉滴注均较方便,且不会加深中枢抑制症状和加重肝脏负担,故应用范围较广。

【剂型】片剂:0.75 毫克 / 片。注射剂:2 毫克 / 毫升,5 毫克 / 毫升。

【用法用量】口服每日 0.75～6 毫克,分 2～4 次服用。维持剂量每日 0.5～0.75 毫克。肌内注射(地塞米松醋酸酯注射液),一次 8～16 毫克,间隔 2～3 周 1 次。静脉滴注(地塞米松磷酸钠注射液),每次 2 ~ 20 毫克,或遵医嘱。

【不良反应】长期大量使用后,可引起食欲亢进、脂肪异常沉积、痤疮、多毛症,继而是血肿、高血压、糖尿病、月经失调、肾上腺皮质功能低下,严重者则会导致消化道溃疡、出血或穿孔、严重感染等。

【注意事项】

1. 有癫病史及精神病史者最好不用。

2. 溃疡病、静脉炎、活动性肺结核、肠吻合手术后患者忌用或慎用。

有治疗风湿病作用的各类中草药

用于治疗风湿病的常用中草药非常多,按其功用大体分为以下几类:

(1)疏散风邪类。独活、羌活、防风、麻黄。

(2)温经散寒类。桂枝、川乌、草乌、熟附子、细辛。

(3)除湿蠲痹类。木瓜、茯苓、防己、薏苡仁、萆薢、苍术、蚕沙、猪苓、泽泻、滑石。

(4)清热通痹类。忍冬藤、金银花、连翘、黄柏、知母、石膏、生地黄、赤芍、丹皮、大青叶、板蓝根。

(5)通经活络类。豨莶草、清风藤、威灵仙、络石藤、伸筋藤、忍冬藤、秦艽、松节、木瓜、海枫藤、千年健、透骨草、鸡血藤、穿山甲、姜黄。

(6)搜风剔络类。全蝎、蜈蚣、地龙、蕲蛇、乌梢蛇、穿山甲、地鳖、僵蚕、蜂房。

(7)活血化瘀类。当归尾、桃仁、红花、赤芍、乳香、没药、五灵脂。

（8）化痰散结类。半夏、茯苓、陈皮、制南星、白芥子、象贝。

（9）益气养血类。黄芪、党参、当归、白芍、熟地黄、鸡血藤。

（10）补肾壮骨类。熟地黄、补骨脂、骨碎补、淫羊藿、狗脊、续断、杜仲、桑寄生、牛膝、鹿茸、山萸肉、女贞子、墨旱莲。

治疗风湿病的常用验方、偏方及汤饮

◈ 二妙散

用料：取黄柏、苍术、生姜汁各 10 克。

制法：黄柏、苍术制成散剂，用姜汁送服。每次服 5 克，每日服 3 次。或制成小丸，每次服 10 克，每日服 3 次，温开水送下。也可用水煎 2 次，分 2 次服，每日服 2 剂。

功效：清热除湿。适用于湿热而致之痿证、痹证。证见下肢痿软无力，小便短黄或筋骨疼痛，足膝红肿等。

◈ 镇痛散

用料：取乳香、没药、桃仁、红花、当归、地龙、牛膝、羌活、甘草、五灵脂、香附子各 3 克。

制法：把上述药材均研成末。每次服 5 克，每日 3 次，用酒调服。也可用水煎 2 次，分 2 次服，每日服 2 剂。

功效：散瘀通络，行痹止痛。适用于风痹瘀滞络阻，证见筋脉关节疼痛等。

◈ 外敷散

用料：取生川乌、生草乌、雷公藤各 300 克，寻风骨 150 克，川芎、红花各 50 克，冰片 19 克，陈醋适量。

制法：把上述药材均研成末，用陈醋及开水调成糊状，摊在棉纱布上，厚约 0.5 厘米，贴于患处，外用塑料布包好，以防药末外漏，用绷带固定。每 24 小时换药 1 次，一剂药可连用 3～5 次。加减：上肢痛重加桂枝 10 克，桑枝 20 克；下肢痛重加牛膝 10 克，木通 10 克；热重加地龙 10 克，鸡蛋清等。

功效：祛风除湿，消肿止痛。适用于风湿性关节炎患者。

◈ 侯氏黑散

用料：取菊花 12 克，白术、桔梗各 9 克，防风、黄芩各 6 克，茯苓、牡蛎、人参、矾石、当归、细辛、干姜、川芎、桂枝各 3 克。

制法：水煎取汁，煎 2 次分 2 次服。每日服 2 剂。

功效：祛风除湿。适用于风湿性痹证，证见四肢顽疼，不能活动，心中恶寒。

◈ 加味二妙散

用料：取土茯苓 30 克，忍冬藤 24 克，独活 20 克，赤芍、白芍各 15 克，黄柏 12 克，苍术 10 克。

制法：用水煎服，每日 1 剂，分 3 次温服。

功效：通络止痛，祛风除湿。适用于风湿性关节炎患者。

◈ 羌活败毒散

用料：取防风、荆芥、川芎、柴胡、前胡、苍术各 10 克，白芷、羌活、甘草、独活各 5 克。

制法：把上述药材放入药锅中，加入适量的水，煎2次。分2次服用，每日可服2剂。

功效：祛风寒湿，宣痹止痛。适用于风湿性关节炎腰痛患者。

◈ 贼骨胡椒散

用料：取乌贼骨、苍术、牛膝、木瓜各30克，花椒、胡椒各15克，大葱、生姜各120克，白酒250毫升。

制法：把前6味药研成末，加入大葱、生姜，捣匀，调入白酒。敷于关节处，2日换药1次。敷药期间最好卧床休息，连敷3次即可见效。

功效：祛风除湿，通经活络。适用于风湿性关节炎患者。

◈ 白枯五倍粉

用料：取白矾0.5克，枯矾0.5克，五倍子2克。

制法：把上述药材研成细末，过细筛后，直接将药粉敷于糜烂或溃疡处。一般用药12周即可有好转。

功效：解毒收敛。适用于系统性红斑狼疮患者。

◈ 肾气丸

用料：取地黄240克，山药、山茱萸各120克，泽泻、茯苓、牡丹皮各90克，桂枝、附子各30克。

制法：把上述药材均研成末，炼蜜制成丸，每丸重15克。早晚各服1丸，开水送下。

功效：温阳补肾。适用于肾阳不足引起的腰痛腿软。

◈ **玄驹丸**

用料：取大黑蚂蚁干（广西产最佳，加工为粉末状），蜂蜜适量。

制法：把大黑蚂蚁粉末加蜂蜜和成丸。每次服 5 克，每日 3 次，用白开水送服。30 日为 1 个疗程，连服 3 个疗程。

功效：滋补强身，镇静抗炎。适用于类风湿关节炎久病不愈、气血虚弱者。

◈ **虎潜丸**

用料：取黄柏 150 克，龟版 120 克，知母、熟地黄、陈皮、白芍各 60 克，锁阳 45 克，虎骨 30 克，干姜 15 克。

制法：黄柏酒炒，龟版酒炙，知母、熟地黄、陈皮、白芍酒炒，把各种药材均研成细末，和蜜制丸，每丸重 10 克。早晚各服 1 丸，淡盐汤或开水送下。

功效：滋阴降火，强筋壮骨。适用于骨性关节炎，证见腰膝酸软、筋骨痿弱疼痛等。

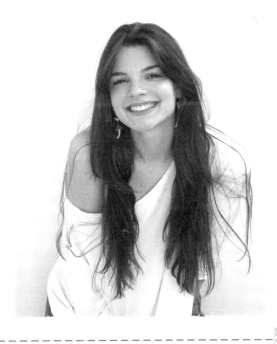

◈ **青蒿蜜丸**

用料：取青蒿 500 克，蜂蜜 1000～1500 毫升。

制法：青蒿研成细末，加蜂蜜，调匀成丸，每丸 10 克。每次服用 4～6 丸，饭后服。

功效：清热解毒,消斑。适用于系统性红斑狼疮患者。

◈ **大补阴丸**

用料：取熟地黄、龟版各 180 克,炒黄柏、知母各 120 克,猪脊髓 10 条。

制法：将以上药料制成小丸。每次服 10 克,每日服 3 次,空腹淡盐汤服下。

功效：滋阴降火,补肾止痛。适用于阴虚火旺,证见骨蒸潮热,盗汗遗精,足膝痛热,或烦热易饥,咳嗽咯血。

◈ **二地白薇丸**

用料：取黄精、大青叶各 30 克,生地黄、熟地黄、南沙参、北沙参、墨旱莲、白薇各 15 克,女贞子、党参、黄芩、广木香、陈皮各 9 克。

制法：水煎取汁,煎 2 次,分 2 次服,每日 1 剂。加减：皮疹、四肢关节酸痛者,酌加牡丹皮、茜草、红花、鸡血藤、海风藤、桑枝;面部皮损潮红肿胀者,酌加金银花、连翘、白茅根、牡丹皮、紫草。

功效：清热解毒,补肾滋阴。适用于皮肌炎阴虚内热型患者。

◈ **神仙沉麝丸**

用料：取没药、血竭、沉香、麝香、朱砂各 30 克,木香 15 克,甘草 6 克。

制法：将以上药制成小丸,每次服 3 克,每日服 3 次,姜盐汤送下。

功效:理气导滞,活血止痛。适用于因气滞所引起的各种痛症,如头痛、身痛、腹痛、四肢痛等。

◈ 六味地黄丸加味

用料:熟地黄、鸡血藤各 30 克,山药、白芍各 15 克,山茱萸 12 克,茯苓、泽泻、牡丹皮、木瓜各 10 克。

制法:水煎取汁,每日 1 剂。15 剂为 1 疗程。加减:颈痛加葛根 20 克,羌活 15 克;肢体麻木加桑枝 10 克,黄芪 30 克;跟骨疼痛加牛膝 20 克;上肢疼痛加海风藤 30 克,青风藤 20 克,伸筋草 30 克。

功效:补肾益精。适用于骨性关节炎属肾虚髓亏;证见腰腿酸软,关节疼痛无力,活动不灵活,不能久立远行,病情反复不愈等。

◈ 飞马丹

用料:取制马钱子 150 克,蜈蚣 4 条,蜂蜜 100 毫升。

制法:把制马钱子、蜈蚣研成细末,加入蜂蜜,制成绿豆大小的丸。初服 3 ~ 5 丸,逐渐递增,至 10 ~ 20 丸,常用量 10 ~ 15 丸。每晚临睡前服 1 次,或早晚各 1 次,用米酒或温开水送服。10 日为 1 个疗程,隔 5 日服一个疗程。

功效:活络止痛。适用于类风湿关节炎患者。

◈ 龙虎丹

用料:取草乌、苍术、白芷各 30 克,当归、牛膝各 15 克,乳香、没药各 6 克。

制法:把上述 6 味药研成末,用酒糊制小丸。每次服 10

克,每日服 3 次,温酒化服。也可把上述药材取 1/5 量,用水煎 2 次,分 2 次服用,每日 2 剂。

功效:温经散寒,活血化瘀。适用于肢体疼痛、麻木不遂、半身疼痛等。

◈ **小活络丹**

用料:取制天南星、制川乌、地龙、制草乌各 6 克,乳香、没药各 2 克。

制法:把上述药材均研成细末,炼蜜为丸,每丸重 3 克,1 次服 3 克,1 日服 3 次。

功效:温寒散结,活血通络。适用于寒湿侵袭经络作痛,肢体不能屈伸及麻木,日久不愈等症。

◈ **烟熏方**

用料:穿山龙 120 克,入骨丹、桂枝各 120 克,艾叶、泽兰各 90 克,樟脑 60 克。

制法:把上述药材研成粗末,加入樟脑拌匀,贮瓶中。用时把药装入熏壶中,套上大小合适的出烟口,熏烤患处或其周围穴位。每次 3～10 分钟,每日 2 次。10 天为 1 个疗程。

功效:温经通络,活血止痛。适用于风湿性关节炎。

◈ **红斑选方**

用料:茜草、大黄、大青叶各 30 克,红花、乳香、没药各 18 克。

制法:把上述药材加水煎汤,待凉后浸患肢 30 分钟。每日 2～4 次,5 天为 1 个疗程。

功效：清热凉血，活血止痛。适用于热毒壅盛型红斑性肢痛。

◈ **软化硬皮方**

用料：熟地黄、首乌、鸡血藤各30克，丹参15克，党参、黄芪各15～30克，鹿角胶12克，桂枝、赤芍、红花、陈皮、香附子各9克，甘草6克。

制法：水煎取汁，分2次服用，每日1剂。加减：阳虚畏寒者，加附子10克，肉桂6克；脾虚便溏者，加五味子6克，白术15克；关节痛者，加秦艽9克，桑寄生20克，乌梢蛇10克；便秘者，加当归10克，桃仁10克；指端溃疡疼痛者，加延胡索10克，乳香10克，没药10克；阳痿者加淫羊藿10克；脉结代者，将甘草改成炙甘草10克。

功效：补气益血，温肾通络。适用于全身性硬皮病患者。

◈ **益气通痹方**

用料：生黄芪30克，白术、虎杖各15克，桂枝、威灵仙、乌梢蛇、桃仁、红花各10克，细辛5克。

制法：水煎取汁，分2次服用，每日1剂。一般15日为1个疗程。

功效：益气化瘀，散寒除痹。适用于硬皮病患者。

◈ **乌椒桂艾方**

用料：制乌草15克，川椒、桂枝、艾叶各10克。

制法：水煎取汁，用质地细软的纱布或毛巾浸透药汁，拧至不滴药液，持续敷于患处，30分钟换1次。

功效：祛风散寒。适用于硬皮病患者。

◉ **四神煎加味方**

用料：黄芪、金银花各 30 克，威灵仙、川牛膝各 20 克，远志、羌活各 15 克，猫眼草 10 克。

制法：水煎取汁，每日 1 剂。15 日为 1 个疗程。

功效：除热通痹。适用于骨性关节炎属骨痹湿热蕴结型患者。

◉ **活血补气复方**

用料：党参、黄芪、生地黄、红藤、鸡血藤各 15 克，紫草、白芍各 9 克。

制法：水煎取汁，煎 2 次，分 2 次服，每日 1 剂。

功效：补气养血，凉血活血。适用于皮肌炎，见无力，肌痛，肌压痛，关节酸痛，头晕等。

◉ **四神煎**

用料：生黄芪 250 克，石斛 120 克，远志肉、牛膝各 90 克，金银花 30 克。

制法：把前 4 味药放入药锅中，加水 2000 毫升，煮至 400 毫升，再放入金银花，煎至 200 毫升。1 次服完，服后如有两腿如火之热，则立即盖被发汗，待汗散后，慢慢去被，一服病去大半，再服除根，不分病期长短。

功效：大补气血，强筋壮骨。适用于风湿性关节炎、类风湿关节炎及膝关节结核等病。

◈ 风引汤

用料：取秦艽、白术各 9 克，麻黄、石膏、独活、茯苓、杏仁各 6 各，吴茱萸、桂心、细辛、人参、防风、川芎、防己、甘草、干姜、附子各 3 克。

制法：水煎取汁，煎 2 次分 2 次服，每日服 2 剂。

功效：祛风除湿，散寒宣痹。适用于风湿痹阻所致两脚疼痛肿胀，屈伸不利等。

◈ 泽补汤

用料：取泽漆、补骨脂、虎杖、威灵仙、雷公藤、白花蛇舌草各 30 各，秦皮、生地黄、丹参、当归各 20 克，昆布 12 克，海藻、细辛各 10 克，全蝎 9 克，川蜈蚣 3 条。

制法：用水煎 2 次，分 2 次服，每日服 2 剂。

功效：祛湿止痛，活血通络。适用于类风湿关节炎，证见面色苍白，神疲懒言，全身水肿，关节肿胀变形。

◈ 宣痹汤

用料：取防己、杏仁、滑石、薏苡仁各 15 克，连翘、山栀子、半夏、晚蚕沙、赤小豆皮各 9 克。

制法：用水煎 2 次，分 2 次服，一日服 2 剂。

功效：清热利湿，宣痹止痛。适用于湿热痹阻所致寒战热炽、骨节烦疼等。

◈ 乌头汤

用料：取川乌 5 枚，麻黄、芍药、黄芪各 9 克，蜂蜜 150 毫升。

风湿病的治疗与调养

制法：用蜂蜜煎川乌，得蜜煎液 50 毫升；水煎余药得煎液 150 毫升，两液合在一起煎至八分。缓服，每日服 2 剂。

功效：温经散寒，止痛通络。适用于寒湿历节、脚气疼痛，不可屈伸等症。

◈ 散痹汤

用料：取羌活、独活、当归、乌梢蛇各 15 克，麻黄、桂枝各 10 克，白芥子、甘草各 6 克，蜈蚣 2 条。

制法：将以上药料用水煎服，每日 1 剂，分次服用。

功效：祛风化湿，扶正祛邪。适用于慢性风湿病患者。

◈ 祛痹汤

用料：取黄芪 30 克，徐长卿 20 克，秦艽、片姜黄各 15 克，地龙、红花、伸筋草、海风藤、千年健、威灵仙各 12 克，当归 6 克，细辛 3 克。

制法：用水煎服，分次温服，每日 1 剂，12 剂为 1 个疗程。

功效：祛风除湿，益气活血。适用于风湿性关节炎患者。

◈ 血藤散痹汤

用料：取鸡血藤 30 克，桑枝、威灵仙各 15 克，片姜黄、当归、赤芍、防风、黄芪。附子、独活各 10 克，羌活、桂枝各 6 克，甘草 5 克。

制法：用中火煎取其汁 400 毫升，每日 1 剂，分早晚 2 次，饭后 1 小时温服。

功效：散寒除湿，通络宣痹。适用于风湿性关节痛患者。

◈ 大葛根汤

用料：取葛根 100 克，白芍、薏苡仁各 30 克，黄芪 24 克，麻黄、桂枝、制川乌、炙甘草各 10 克。

制法：用水煎服，每日 1 剂。

功效：温经止痛，祛风通络。适用于风湿性关节炎患者。

◈ 痹痛宁汤

用料：取生黄芪、生地黄、生薏苡仁各 30 克，当归、防己各 15 克，生甘草、鹿角霜各 12 克，制附子、桂枝、羌活、独活、赤芍、白芍、广地龙、乌蛇肉各 10 克，细辛 5 克，蜈蚣 3 条。

制法：用水煎服，每日 1 剂。

功效：祛风除湿，温经散寒，通痹止疼。适用于风湿性关节炎、类风湿关节炎、老年人腰腿痛等。

◈ 鸡血藤汤

用料：取鸡血藤 30 克，丹参 20 克，当归 15 克，红花 10 克。

制法：用水煎服，每日 1 剂，分次服用。

功效：养血活血，通络止痛。适用于风湿性关节炎。

◈ 祛风通络汤

用料：取青风藤、鸡血藤、丹参各 20 克，赤芍 15 克，威灵仙、独活、防风、川芎、当归各 12 克,乳香 9 克,全蝎、甘草各 6 克,蜈蚣 2 条。

制法:用水煎服,分次服用,每日 1 剂,1 个月为 1 个疗程。在服药期间不可加任何抗风湿的西药及中成药治疗。

功效:祛风活血,散寒除湿。适用于风湿性关节炎患者。

◈ 疏肝解郁汤

用料:取当归、赤芍、生地黄各 15 克,柴胡、枳壳、郁金、川芎、桃仁、红花、牛膝、姜黄各 10 克,甘草 6 克。

制法:把上述药材放入药锅中,加入适量清水煎。每日 1 剂。

功效:疏肝解郁,理气活血。适用于风湿病,证见肝气郁滞、关节疼痛麻木、胸胁胀痛等。

◈ 九味羌活汤

用料:取羌活、苍术、防风、川芎、白芷、生地黄、黄芩、甘草各 6 克,细辛 3 克。

制法:把上述药材加水煎 2 次。分 2 次服用,每日 1 剂。

功效:发汗祛湿,兼清里热。适用于外感风寒湿邪兼有里热者,证见恶寒发热,无汗头痛、项强直。

◈ 加减引风汤

用料:生石膏、寒水石、石见穿、白鲜皮各 30 克,酒大黄、芒硝、川桂枝、穿山甲、干姜各 10 克,蛇床子、全蝎各 6 克。

制法:用水煎服,每日 1 剂。血沉快加生矾石 10 克,防己 12 克;肿痛甚加地龙 10 克,蜂房 10 克;瘀热重加白花蛇舌草 12 克,马钱子 0.5 克等。

功效:清热解毒,化瘀止痛。适用于偏热型类风湿关节炎患者。

◈ 桂棱活络汤

用料:取白芍、丹参各 30 克,桂枝、赤芍各 15 克,当归 12 克,乳香、没药、炒穿山甲各 10 克,蜈蚣 2 条,秦艽 20 支,甘草 3 克。

制法:用水煎 2 次,分 2 次服,每日 2 剂。

功效:温经散寒,通络止痛。适用于痹证(类风湿关节炎、肩周炎、坐骨神经痛),证见形寒肢冷,关节肿痛、麻木,甚至行走困难。

◈ 乌头桂枝汤

用料:取乌头 10 克,桂枝、芍药、生姜各 9 克,甘草 6 克,大枣 4 枚,蜂蜜 150 毫升。

制法:用蜂蜜煎乌头得蜜煎液 70 毫升,用水煎余药得 150 毫升,二液合煎至八分。缓服,一日服 2 剂。

功效:散寒止痛。适用于寒疝腹中痛,逆冷,手足不仁,周身疼痛等。

◈ 芪芍枸杞汤

用料:取黄芪 30 克,白术 20 克,桂枝、木瓜、白芍、生地黄、牛膝、莱菔子、枸杞子各 15 克。

制法:把上述药材用水煎服。每日 1 剂。加减:阴虚内热加玄参 15 克,地骨皮 10 克;肿胀加茯苓 12 克;阴阳两虚加人参 5 克,葛根 15 克,肉桂 5 克。

功效:益气养阴,温阳舒筋。适用于风湿性关节炎、类风湿关节炎患者。

◈ 威灵防风汤

用料:取威灵仙、白芷各 9 克,防风 6 克,红花 5 克。

制法:把上述药材用水煎服。每日 1 剂。

功效:祛风活血,通络止痛。适用于风湿性关节炎患者。

◈ 川乌鳖虫汤

用料:取寻骨风 20 克,紫丹参 15 克,全当归、生黄芪 12 克,制地鳖虫 10 克,川乌 8 克,川桂枝 6 克(后下),甘草 5 克,六轴子 2 克。

制法:用水煎服,每日 1 剂。

功效:散寒化瘀,除痹通脉。适用于风湿性关节炎,证见血瘀疼痛等。

◈ 化湿通痹汤

用料:取炒桑枝 30 克,生地黄、地骨皮、益母草、寒水石、生石膏(先煎)、徐长卿各 15 克,全当归 12 克,肥知母、淫羊藿各 6 克,桂枝 6 克,甘草 5 克。

制法:用水煎服,每日 1 剂。

功效:清热化湿,温经通络。适用于风湿性关节炎患者。

◈ 补肾活络汤

用料:取鸡血藤 30 克,熟地黄、桂枝各 20 克,牛膝、丹参、当归、山药、山萸肉、茯苓、牡丹皮、泽泻、附子各10克。

制法：用水煎服，每日1剂。

功效：活血通络，温经补肾。适用于风湿病患者，证见腰膝酸软，筋骨痿弱。

◈ 温阳通脉汤

用料：取黄芪20克，赤芍、白芍、鸡血藤各15克，桂枝、当归、附子、木瓜各10克，桃仁、红花、狗脊各9克，细辛、肉桂各6克。

制法：用水煎服，每日1剂。加减：阴虚加地骨皮、知母、黄柏各10克。

功效：益气活血，温阳通脉。适用于风湿性关节炎属阳气虚者。

◈ 甘草附子汤

用料：取威灵仙、鸡血藤、盘龙根各30克，秦艽20克，桂枝、炮附子、白术各15克，炙甘草10克。

制法：每剂浓煎3~5次，取药汁600毫升，症状显著期每次200毫升，缓解期150毫升，平均每日3次，每日1剂，连服15天为1个疗程。

功效：祛风除湿，活血通络。适用于风湿性关节痛。

◈ 地龙血藤汤

用料：取地龙40克，鸡血藤30克，白芍20克，络石藤、忍冬藤各15克，穿山甲、当归、天麻、威灵仙、防风、桑枝、川乌各10克，甘草6克。

制法:用水煎汁,分次温服,每日 1 剂。10 天为 1 个疗程。

功效:活血通络,温经散寒。适用于风湿性关节炎患者。

◈ 补肾强身汤

用料:取熟地黄、淫羊藿、黄芪各 30 克,骨碎补、狗脊、鹿角胶(烊化)、当归、牛膝各 15 克,补骨脂、桂枝、白芍、独活各 12 克,全蝎、土鳖虫、甲珠各 10 克,蜈蚣 2 条,干姜 5 克。

制法:水煎取汁,分次服用,每日 1 剂。30 日为 1 个疗程。

功效:补肾强身,散寒通络。适用于强直性脊柱炎患者。

◈ 加减寄生汤

用料:取寄生、党参、杜仲、云苓各 30 克,牛膝 18 克,独活、当归、秦艽各 15 克,桂枝 12 克,生地黄、防风、田七、甘草各 10 克。

制法:水煎取汁,分次服用,每日 1 剂。30 日为 1 个疗程。

功效:祛风通痹,补益肝肾。适用于强直性脊柱炎患者。

◈ 狗脊补肾汤

用料:取狗脊 30 克,骨碎补、补骨脂、熟地黄、川断、杜仲各 15 克,赤芍、白芍、羌活、独活、牛膝、制附片各 12 克,防风 10 克,干姜 6 克。

制法:用水煎服,每日 1 剂。分早晚空腹时服用。30 日为 1 个疗程。

功效:温经补肾,祛寒除湿。适用于强直性脊柱炎患者。

◈ **黄芪益肾汤**

用料：取黄芪 50 克,桑寄生、炒杜仲、穿山龙、当归、鸡血藤各 20 克,威灵仙、狗脊、补骨脂、桂枝各 15 克,熟地黄、淫羊藿、羌活、独活、乌梢蛇、川牛膝各 10 克,蜈蚣 3 条。

制法：水煎取汁,分次温服,每日 1 剂。同时用药渣水煎后熏洗或热敷患处。1 个月为 1 个疗程。

功效：温经通络,除湿散寒。适用于强直性脊柱炎患者。

◈ **补肾活血汤**

用料：取杜仲、骨碎补、牛膝、当归、川芎、赤芍各 20 克,熟地黄、枸杞子、狗脊、独活各 15 克,黄柏 12 克,甘草 10 克,全蝎 9 克,水蛭 6 克。

制法：水煎取汁,每日 1 剂,分次服用。

功效：补肾强筋,活血通络。适用于强直性脊柱炎患者。

◈ **补肾祛风汤**

用料：取狗脊 30 克,熟地黄、秦艽、牛膝、淫羊藿、炙山甲、白花蛇舌草、乌梢蛇各 15 克,防风、熟附子、续断、羌活、独活、千年健、千斤拔、黑蚂蚁各 10 克。

制法：水煎取汁,分次服用,每日 1 剂。3 个月为 1 个疗程。

功效：祛风除湿,通络止痛。适用于强直性脊柱炎患者。

◈ **壮骨散痹汤**

用料：取熟地黄、骨碎补、淫羊藿、黄芪各 15 克,肉苁蓉、当归、牛膝各 10 克,甘草、三七粉（冲服）各 6 克。

制法：水煎取汁,每日 1 剂。1 个月为 1 疗程。可制成水丸,长期服用。

加减：湿重者去熟地黄加薏苡仁 30 克；有热者加黄柏 6克；有寒者加鹿角胶 10 克。

功效：调补肝肾，和血补血。适用于骨性关节炎属肝血不足，肾阳亏虚，证见关节僵硬冷痛、屈伸不利，甚至关节变形，腰膝酸软，下肢无力，足跟疼痛，形寒肢冷等。

◆ 通络散痹汤

用料：取生黄芪 30 克，熟地黄 20 克，狗脊 15 克，炮甲片、制附子、川断、羌活、独活各 10 克。

制法：水煎取汁，早晚 2 次温服，每日 1 剂。30 剂为 1 个疗程，连服 2 个疗程。功效：益气通络，温经强筋。适用于强直性脊柱炎患者。

◆ 舒筋通痹汤

用料：取当归、赤芍、木瓜、伸筋草、杜仲、青风藤、乌梢蛇、五加皮各 15 克，麻黄、桂枝、独活、甘草各 10 克。

制法：水煎取汁，分次温服，每日 1 剂。3 个月为 1 个疗程。

功效：散寒除湿，舒筋止痛。适用于强直性脊柱炎患者。

◆ 犀角解毒汤

用料：取犀角（可用水牛角代替）30 克，生地黄 15 克，金银花、玄参、麦冬各 9 克，丹参、连翘各 6 克，黄连 5 克，竹叶心 3 克。

制法：牛角先下水煎煮，再下其他药材，煎取其汁。每日服 3 次，每日 1 剂。

功效：清热解毒，凉血活血。适用于银屑病关节炎属热毒炽盛型。

◈ 大补元煎丸

用料：取熟地黄、当归、枸杞子各 180 克，党参、山药（麸炒）、杜仲（盐炒）、甘草（蜜炙）各 120 克，山茱萸 60 克。

制法：把上述药材研成细粉，过筛，混匀。每 100 克粉末加入炼蜜 50～60 克和适量的水，制成丸。每次服 9 克，每日 2 次。

功效：补益肝肾，祛风活血。适用于银屑病关节炎属肝肾亏虚型。

◈ 独活寄生汤

用料：取杜仲、川断、牛膝、秦艽各 12 克，独活、桑寄生、当归、赤芍、白芍、川芎、红花、防风、生地黄、熟地黄各 10 克，桂心 6 克，细辛 3 克。

制法：水煎取汁，每日 1 剂，分次服用。

功效：益气活血，祛风散寒。适用于银屑病关节炎患者。

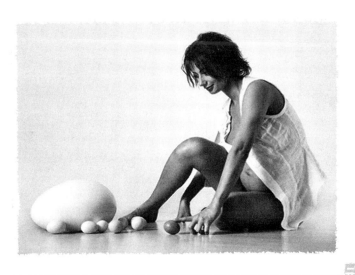

◈ 清热解毒汤

用料：取生地黄 25 克，水牛角、玄参、竹叶、

风湿病的治疗与调养

金银花、连翘、黄连、丹参、麦冬各 15 克。

制法：水煎取汁，每日 1 剂。

功效：清热解毒。适用于肌炎属湿毒型，证见发热，口微渴，颜面红赤，肌肉疼痛，肢软无力。

◈ **益气祛瘀汤**

用料：取鸡血藤 30 克，黄芪、络石藤各 20 克，党参、生地黄、北沙参各 15 克，牡丹皮、紫草各 12 克。

制法：水煎取汁，每日 2 次，每日 1 剂。

功效：益气养阴，活血祛瘀。适用于皮肌炎患者。

◈ **复方女贞汤**

用料：取女贞子 70 克，黄芪 30 克，生地黄、沙参、墨旱莲、紫草各 25 克，枸杞子、川楝子、党参、白术、白花蛇舌草、半枝莲、当归各 15 克，蜈蚣 2 条。

制法：水煎取汁，分 2 次温服。每日 1 剂。2 个月为 1 个疗程。连续服药 2～3 个疗程。

功效：活血化瘀，祛除病毒。适用于系统性红斑狼疮患者。

◈ **红斑清解汤**

用料：取生地黄、石膏、忍冬藤、黄芩、苦参各 30 克，大枣 15 克，龟版 12 克，陈皮 6 克，甘草 3 克。

制法：水煎取汁，分次服用，每日 1 剂。6 个月为 1 个疗程。

功效：养阴凉血，清热解毒。适用于系统性红斑狼疮患者。

◈ **加味地黄汤**

用料：取益母草 30 克，熟地黄 20 克，山茱萸、山药、茯苓、牡丹皮各 15 克，泽泻、甘草各 10 克，青蒿（后下）6 克。

制法：水煎取汁，分次服用，每日 1 剂。3 个月为 1 个疗程。

功效：滋肾养阴，清热通络。适用于系统性红斑狼疮患者。

◈ **连翘生苓汤**

用料：取金金银花 15 克，连翘、生地黄、茯苓、丹参、黄精各 12 克，当归、枸杞子各 9 克。

制法：水煎取汁，每日 1 剂。一般需服 90 剂左右。

功效：清热解毒，活血利湿。适用于系统性红斑狼疮患者。

◈ **荆芥连翘汤**

用料：取北芪 30 克，荆芥、连翘、防风、柴胡、薄荷、栀子、赤芍、当归、生地黄、白芷、桔梗、枳壳各 10 克，甘草 6 克。

制法：水煎取汁，分 2 次服，每日 1 剂。40 日为 1 个疗程。

功效：养血活血，祛风清热。适用于亚急性系统性红斑狼疮患者。

◈ **凉血解毒汤**

用料：取丹参、秦艽各 30 克，土茯苓、半枝莲、白花蛇舌草各 25 克，麦冬 15 克，生地黄、玄参各 12 克，赤芍、乌梢蛇、甘草各 10 克。

制法：水煎取汁 200~300 毫升，早晚分服，每日 1 剂。

功效：养阴清热，凉血解毒。适用于系统性红斑狼疮患者。

◈ **滋肾清热汤**

用料：取生地黄、熟地黄、山药、首乌、女贞子、墨旱莲各 30 克，白芍、桑寄生、龟版、鳖甲、秦艽、麦冬、薏苡仁、金银花各 15 克，甘草 10 克。

制法：水煎取汁，每日 1 剂。若手足皮肤皲裂较重，可配合下列药外洗：生地黄、熟地黄、首乌、地肤子、蛇床子各 30 克，玉竹、葛根、白芍各 20 克，地骨皮、白鲜皮、狼毒、川椒各 15 克，雄黄 10 克；若湿胜渗出多者，去熟地黄、玉竹、黄精，加明矾、苦参各 30 克，黄柏 10 克。

功效：养阴清热，滋补肝肾。适用于系统性红斑狼疮属肝肾阴虚型。

◈ **养阴宁心汤**

用料：取葶苈子、桑白皮各 50 克，生地黄、玄参、生薏苡仁、虎杖、羊蹄根、忍冬藤、苦参、黄芩、车前子各 30 克，猪苓、茯苓、泽泻各 15 克，麦冬 12 克，知母 9 克。

制法：水煎 2 次，每日 1 剂。病重者每日 2 剂。

功效：养心宁神，养阴清热。适用于系统性红斑狼疮患者。

◈ **羌防通络汤**

用料：取羌活、防风、威灵仙、土鳖虫各 15 克，独活、当归各 10 克,桂枝、木香、桃仁、红花各 9 克,蜈蚣 2 条。

制法:把上述药材加水 350 毫升,煎 20 分钟,取汁 150 毫升,煎第二遍时加水 300 毫升,取汁 150 毫升。两次的药液混合,分 2 次服,每日 1 剂。

功效:祛风除湿,通络止痛。适用于类风湿关节炎患者。

◈ 清养通痹汤

用料:金银花 60 克,土茯苓 45 克,蒲公英、薏苡仁、白芍、生地黄、红藤、忍冬藤各 30 克,豨莶草 20 克,蜂房、牡丹皮、赤芍各 12 克,细辛、生甘草各 10 克。

制法:用水煎汁,每日 1 剂,早晚分服。

功效:清热解毒,利湿活血。适用于类风湿关节炎患者。

◈ 破瘀通络汤

用料:取鸡血藤、莪术、延胡索各 30 克,生黄芪 20 克,红花、当归、穿山甲、䗪虫各 15 克。

制法:用水煎汁,分 2 次服用,每日 1 剂。3 个月为 1 个疗程。

功效:活血化瘀,益气通络。适用于类风湿关节炎患者。

◈ 益气养血汤

用料:取黄芪 15～30 克,当归 10～15 克,桂枝 6～10 克,白芍、威灵仙、寻骨风、防己、鸡血藤各 10～30 克,生姜 3～15 克,大枣 3～7 枚,炙甘草 1～6 克。

制法:水煎 3 次取汁,每日 1 剂,热服 3 次,饭后 30 分钟服。

功效：养血祛风,宣痹定痛。适用于类风湿关节炎患者。

◈ **芪桂二活汤**

用料：取黄芪 30 克,姜黄、威灵仙、白芍各 15 克,当归、桂枝、羌活、独活、海桐皮、白术各 10 克,地龙 9 克,䗪虫、甘草各 6 克。

制法：用水煎汁,每日 1 剂,早晚分服。

功效：疏风活血,除湿通络。适用于类风湿关节炎患者。

◈ **柴葛解肌汤**

用料：取柴胡、葛根各 15 克,黄芩、羌活、白芷、芍药、桔梗各 10 克,甘草 6 克。

制法：水煎取汁,每日 1 剂。

功效：通痹除湿热。适用于风湿性关节炎恶寒发热关节疼痛等。

◈ **红花苍术汤**

用料：取藏红花、苍术、黄柏、薏苡仁、当归、威灵仙、桂枝、萆薢、牛膝各 9 克,木瓜、半夏、天南星、羌活、白芷、全蝎、泽泻、防己各 6 克,川芎、甘草各 3 克。

制法：用水煎服,每日 1 剂。

功效：清热利湿,活血消肿。适用于风湿性关节炎属湿热痹阻型。

◈ **六藤一仙汤**

用料：取鸡血藤、青风藤、忍冬藤、石楠藤、海风藤、络石藤各 15 克,威灵仙 10 克。

制法:用水煎服,每日 1 剂。

功效:舒筋活络,化瘀止痛。适用于风湿性关节炎、类风湿关节炎患者。

◈ 三黄莲子汤

用料:取女贞子 35 克,黄芩、熟地黄、鸡血藤、秦艽、丹参各 30 克,白芍、当归、黄精各 15 克,莲子心 12 克,玉竹 9 克,乌梢蛇、白参、黄连各 6 克。

制法:水煎取汁,每日 1 剂。

功效:益气养血,滋阴消斑。适用于系统性红斑狼疮患者。

◈ 清热胜湿汤

用料:取苍术 24 克,牛膝、杜仲各 15 克,白芍 12 克,泽泻、陈皮、乳香、没药、黄柏、木瓜、威灵仙各 10 克,甘草、羌活各 6 克,蜈蚣 3 条。

制法:水煎 2 次,分 2 次服。每日 1 剂。

功效:活血通络,清热祛湿。适用于结节性红斑,证见皮疹多呈对称性分布,小腿侧有蚕豆大甚至核桃大的皮下结节,稍高于皮肤表面,有疼痛或压痛,颜色初起鲜红,后暗红。

◈ 益肾通络汤

用料:取熟地黄、当归尾各 20 克,鹿角霜 30 克,淫羊藿、艾叶、白芥子各 15 克,桂枝、川芎各 10 克,甘草 6 克,炮姜 5 克,细辛 3 克。

制法：水煎取汁，分次服用，每日 1 剂。

功效：益肾壮阳，活血化瘀。适用于硬皮病患者。

◈ **温阳通痹汤**

用料：取黄芪 20 克，当归、熟地黄、白芍、鹿角胶、桂枝各 10 克，甲珠、红花、浮萍、水蛭各 6 克。

制法：水煎取汁，分 2 次服用，每日 1 剂。

功效：温补气血，活血通络。适用于硬皮病患者。

◈ **益气活血汤**

用料：取生黄芪、山药、鸡血藤、伸筋草、鬼箭羽各 30 克，白芥子、丝瓜络各 15 克，丹参、黄柏各 12 克，熟地黄 4 克。

制法：水煎取汁，分次服用，每日 1 剂。连服 3 个月。

功效：益气活血，温经软坚。适用于局限型硬皮病患者。

◈ **活血宣痹汤**

用料：取鸡血藤 30 克，桑寄生、丹参、伸筋草、海风藤各 15 克，独活、防风、当归各 10 克。

制法：水煎取汁，分次服用，每日 1 剂。1 个月为 1 个疗程。

功效：祛风除湿，活血通络。适用于局限型硬皮病患者。

◈ **硬皮速软汤**

用料：取生黄芪、党参、当归、生姜各 30 克，附片、桂枝、熟地黄各 20 克，炒白术、山茱萸、茯苓、红花各 15 克，陈皮、柴胡、升麻各 10 克，甘草 6 克。

制法：水煎取汁，分次服用，每日 1 剂。30 日为 1 个疗程。

功效：温补脾肾,益气通络。适用于硬皮病患者。

◈ 葛根解痹汤

用料:取葛根 30～60 克,白芍、甘草、红枣各 15～30 克,桂枝 10～20 克,麻黄、生姜各 6～10 克。

制法:水煎 2 次,早晚分服;用煎第 3 遍的药汁熏洗患处。每日 1 剂。剂量以服药后皮肤微汗为度。15 天为 1 个疗程。

功效:温经除痹,生津润肤。适用于局限型硬皮病患者。

◈ 黄芪灵芝汤

用料:取灵芝、生地黄各 20 克,黄芪、黄精、炒山药各 15 克,麻黄 13 克,白芥子、桃仁、桂枝各 10 克,甘草 6 克,附子、炮姜各 3 克。

制法:水煎取汁,分 2 次服。每日 1 剂。12 岁以下患者隔日 1 剂。

功效:温补脾肾,散寒通脉。适用于局限型硬皮病患者。

◈ 麻黄解肌汤

用料:取麻黄、桂枝、葛根、黄芪、天花粉各 20 克,党参、阿胶、牛膝、川芎、龙胆草各 15 克,甘草 10 克。

制法:水煎取汁,早晚饭前各服 1 次。每日 1 剂。1 个月为 1 个疗程。停药 4～5 天后可进行第 2 个疗程,一般需 5 个疗程。

功效:解肌通痹,益气养血。适用于硬皮病患者。

◈ 加减导痰汤

用料:取鸡血藤 25 克,制半夏、陈皮、茯苓、甘草、胆南星、枳实、羌活、防风、白术、竹沥、穿山甲、王不留行各 15 克,皂角刺 10 克,姜汁 15 毫升。

制法:水煎取汁,每日 1 剂。加减:痰浊盛者加白芥子 10 克,僵蚕 10 克;气虚者加黄芪 30 克,党参 30 克;血瘀重者加桃仁 10 克,红花 10 克。

功效:祛痰活血。适用于系统性硬皮病属痰浊血瘀阻络;证见身痛皮硬,肌肤顽厚、麻木头晕、头重,腰酸而沉,面部表情固定,吞咽不利,或胸闷咳嗽等。

◈ 八珍汤加味

用料:取党参 30 克,熟地黄 20 克,黄芪、茯苓、川断、牛膝、五加皮、独活各 15 克,白术、白芍、当归、川芎各 10 克,甘草、细辛各 5 克。

制法:水煎取汁,每日 1 剂。15 剂为 1 个疗程。加减:头颈部疼痛加粉葛根 15 克,羌活 10 克;上肢疼痛加桑枝 15 克,桂枝 5 克,姜黄 10 克;腰部疼痛加狗脊 15 克;下肢疼痛加杜仲、牛膝各 20 克。

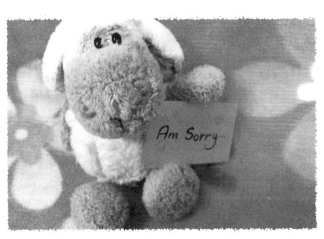

功效:补益气血。适用于骨性关节炎属气血两虚,证见关节酸痛无力、时轻时重、活动后更加明

显,肢体麻木,心悸气短,食少便溏等。

◈ 加味活血汤

用料:取熟地黄 25 克,白芥子、鹿角胶、肉桂、炮姜炭、甘草、穿山甲、王不留行、皂角刺各 15 克,炙麻黄 10 克。

制法:水煎取汁,每日 1 剂。加减:皮肤变硬者除用上述药材外,还可加入水蛭 10 克,土鳖虫 10 克;肌肉萎缩者加黄芪 30 克,桂枝 10 克,刺猬皮 10 克。

功效:温肾散寒,活血通络。适用于硬皮病属脾肾阳虚型,证见四肢逆冷,手足遇寒皮肤变紫,颜面或肢端皮肤变硬、变薄,伴身倦乏力、头晕腰酸、腹胀或吞咽不利等。

◈ 热痹镇痛汤

用料:取生石膏 30 克,桑寄生 20 克,鸡血藤 15 克,知母、黄柏、僵蚕、栀子、赤芍各 10 克,威灵仙 6 克,乳香、独活、羌活各 5 克,细辛、麻黄各 3 克,羚羊角粉(冲)0.6 克。

制法:水煎取汁。

功效:清热散风,活血通络。适用于发病急骤,关节红肿疼痛,局部发热等症。

◈ 清热宣痹汤

用料:取生石膏、忍冬藤、天花粉各 30 克,豨莶草、防己各 15 克,威灵仙、黄柏各 12 克,知母 10 克,生甘草 5 克。

制法:先煎生石膏 30 分钟,再煎其他药材。

功效:清热通络,祛风胜湿。适用于风湿热患者。

◈ 二冬养阴汤

用料：取生地黄、生石膏、生薏苡仁、羊蹄根、忍冬藤、虎杖各 30 克，黄芩 15 克，麦冬、玄参、知母、川牛膝各 12 克，生甘草 3 克。

制法：水煎取汁，每日 1 剂。

功效：养阴清热。适用于系统性红斑狼疮之阴虚内热，证见长期低热，手足心热，面色潮红而有暗紫斑片，口干咽痛，关节肿痛等。

◈ 桂枝芍药知母汤

用料：取生姜、白术各 15 克，桂枝、麻黄、知母、防风各 12 克，炮附子 10 克，芍药 9 克，甘草 6 克。

制法：把上述药材同放入药锅中，加入适量的水，煎 2 遍，取汁分 2 次饮服。

功效：温经通络，散寒止痛。适用于风湿性关节炎，证见关节疼痛，头眩气短，恶食烦躁等。

◈ 清燥加减汤

用料：取生石膏 25 克，冬桑叶、白人参、生甘草、胡麻仁、麦冬、枇杷叶、杏仁、阿胶各 15 克。

制法：水煎取汁，每日 1 剂。加减：发热不退者加青蒿 10 克，连翘 15 克；皮肤症状明显者加紫草 10 克，菖蒲根 15 克；气血不足者加当归 10 克。

功效：清热解表，生津润肺。适用于皮肌炎患者属风热型，证见发热恶寒，皮痛，肌痛，面部红赤，肢软无力等。

◈ **知母桂枝汤**

用料:取石膏 30 克,知母、桂枝各 9 克,粳米、甘草各 6 克。

制法:煎水取汁,每日 1 剂。

功效:益气止痛。适用于风湿热痹,证见气粗烦躁,关节肿痛等。

◈ **桃红四味汤**

用料:取生地黄、水牛角 30 克,白芍 20 克,牡丹皮 15 克,当归 12 克,桃仁、红花、川芎各 10 克。

制法:水煎取汁,每日 1 剂。

功效:活血化瘀,清热凉血。适用于红斑肢疼症属瘀热型,证见局部皮肤烧灼热极,遇冷时轻,痛如刀割,痛处固定,昼轻夜重,干燥无光泽等。

◈ **黄芪桂枝山甲汤**

用料:取黄芪、白芍各 25 克,桂枝、炙麻黄、炮附子、王不留行、生姜、穿山甲各 15 克,细辛 5 克,红枣 10 枚。

制法:水煎取汁,每日 1 剂。加减:皮肤水肿时加白芥子 10 克,土茯苓 30 克;皮肤变硬时加皂角刺 10 克,土鳖虫 10 克,僵蚕 10 克。

功效:补气宣肺,通脉散寒。适用于系统性硬皮病,证见四肢逆冷,手足遇寒变白变紫,颜面或皮肤肿胀无热感而渐渐变硬,或有咳嗽身痛,或发热恶寒等。

◈ **逐瘀加减汤**

用料:取川芎、桃仁、红花、当归、牛膝各 9 克,没药、五灵脂、地龙、甘草各 6 克,羌活、秦艽、香附子各 3 克。

制法:水煎取汁。可饮少量酒,以助药力。偏热者可加牡丹皮、黄柏;久病体虚者加黄芪以补气,加鸡血藤养血通络;偏寒者去地龙,加桂枝温经散寒止痛;偏肾阳虚者去桃仁、红花加附片、肉桂;偏肾阴虚者去桃仁、红花,加杜仲、枸杞子、桑寄生、熟地黄等。

功效:祛风散寒,活血通络。适用于银屑病关节炎属风寒阻络型。

◈ **升阳加味汤**

用料:取黄芪、白芍各 25 克,柴胡、白术、甘草、羌活、升麻、黄连、半夏、陈皮、防风、茯苓、党参、当归各 15 克。

制法:水煎取汁,每日 1 剂。加减:湿盛加木瓜 10 克,土茯苓 20 克,薏苡仁 20 克;热盛加葛根 20 克,生石膏 20 克。

功效:清热祛湿,健脾益气。适用于皮肌炎属脾虚湿热型,证见肌肉疼痛,四肢萎软无力,身有红斑,食少木讷,吞咽无力等。

◈ **祛痰活血通络汤**

用料:取半夏、陈皮、茯苓、甘草、胆南星、枳实、羌活、防风、白术、竹沥、王不留行、穿山甲各 15 克,姜汁 5 毫升。

制法:水煎取汁,每日 1 剂。加减:痰浊盛者加白芥子 10 克,水蛭 10 克,僵蚕 10 克;气虚者加黄芪 30 克,党参 20 克;血瘀者加桃仁 10 克,红花 10 克,三棱 10 克,莪术 10 克。

功效:通络止痛,祛风活血。适用于系统性硬皮病痰浊血瘀阻络症。

◈ **生地黄养阴清热汤**

用料：取生地黄、牡蛎、玄参各 30 克，绿豆、黑豆、黄精各 12 克，女贞子、川断、黄柏、杏仁各 9 克，桔梗 5 克，连翘 3 克。

制法：水煎取汁，每日 1 剂。

功效：清热解毒，补肾养阴。适用于系统性红斑狼疮患者。

◈ **附片桂枝芍药知母汤**

用料：取附片 15～30 克（先煎），桂枝 12 克，生甘草、知母、白芍、生麻黄、生白术、防风、生姜各 9 克。

制法：用水煎服，每日 1 剂。30 日为 1 个疗程。

功效：活络舒筋，消肿止痛。适用于类风湿关节炎患者。

◈ **白虎桂枝四物汤**

用料：取石膏 40 克，知母、生地黄各 20 克，赤芍、粳米各 15 克，当归 12 克，甘草、桂枝、川芎各 10 克。

制法：水煎取汁，每日 1 剂。

功效：清热疏风，宣通气血。适用于风热型红斑性肢痛，证见起病较急，局部肌肤红肿热痛、灼热感明显、触及发热、皮肤潮红等。

◈ **四妙黄连解毒汤**

用料：取玄参、金银花各 30 克，当归 15 克，黄芩 12 克，甘草、黄柏、栀子各 10 克，黄连 6 克。

制法：水煎取汁，每日 1 剂。

功效：清热解毒，凉血活络。适用于红斑性肢痛属热毒型，证见局部赤肿灼热、疼痛剧烈、痛不可触、得冷则舒，或皮肤与指甲变厚、坏死，严重时可致残。

◈ **乌头二仙黄酒汤**

用料：取制川乌（先煎）5 克，淫羊藿、仙茅、牛膝各 15 克，酒当归、防己、赤芍、白芍、苍术各 10 克，五加皮 6 克，黄酒 60 毫升。

制法：把上述药物分别浸泡 30 分钟，然后先煎乌头 30 分钟，再与其他药材和黄酒同煎 30 分钟。每剂煎 2 次，将 2 次所得药液混合。每日 1 剂，早晚分服。

功效：温阳散寒，除痹止痛。适用于类风湿关节炎，证见肢体、关节疼痛剧烈，遇寒加重，疼处固定，反复发作。

◈ **阿胶当归饮**

用料：取阿胶 20 克，麦冬 10 克，当归尾 5 克，蜂蜜适量。

制法：把阿胶、当归尾、麦冬洗净，放入杯中，用开水冲泡，待稍凉后加入蜂蜜调服即可饮服。每日 1 剂。

功效：补血养阴，活血通络。适用于关节炎久病不愈，属阴血亏虚型痹证者。

◈ **普济消毒饮**

用料：黄芩、板蓝根、水牛角、玄参、生地黄、石膏、金银花各 15 克，牛蒡子、连翘、牡丹皮各 12 克，黄连、甘草、僵蚕各 10 克，薄荷 6 克，陈皮 5 克。

制法：水煎取汁，分次温服，每日 1 剂。

功效：清解疫毒，疏散风热。适用于系统性红斑狼疮患者。

◈ **祛湿醋蛋液**

用料：

（1）用8°以上的米醋约100毫升，鲜鸡蛋一枚，浸泡一天半至两天。

（2）蛋壳软化后，用筷子戳破蛋膜，将流出液搅拌均匀，再放置1天，就是1周的用量。

制法：每日清晨起床后，舀2汤匙醋蛋液（陶瓷汤匙）加2汤匙蜂蜜，再加4汤匙温开水，调匀，空腹，一次服完。

功效：醋蛋液能调节人体免疫功能，调整饮食中营养不平衡状态，从而增强自身抗病治病能力。

各类祛风除湿药酒

◈ **蚂蚁酒**

用料：野生拟黑多刺蚁200克，低度白酒1000毫升。

制法：把蚂蚁用酒醉杀，微火焙干，放入装有白酒的瓶中，封口一个月后开启饮用。每次15~20毫升，每日2次。

功效：祛风通络，化瘀止痛，适用于风湿性关节炎、类风湿关节炎、强直性脊柱炎等症。

◈ **防风酒**

用料：葛根100克，当归、秦艽各50克，防风20克，麻黄、肉桂各 15 克,羌活、川芎各 10 克,白酒 1000 毫升。

制法:把上述药材加工后研成细末,用绢布装起,悬入白酒瓶中,密封,浸泡 7 日后开启,即可饮用。早、晚各饮 10～20 毫升,每日 2 次。若见关节肿大、苔薄黄,邪有热化现象者,应慎用。

功效:祛风通络,散寒除湿。适用于风湿性关节炎初期,肢体关节酸痛,游走不定,屈伸不利者。

◈ **全蝎酒**

用料:全蝎、人参、桑椹、钩藤各 20 克,鸡血藤、木瓜、五加皮各 15 克,米酒 500 毫升。

制法:把上述药材放入米酒中,加盖密封,6 周后即可饮用。每次饮 10～20 毫升,每日 1 次。

功效:除痹止痛,祛风除湿。适用于风湿关节痹痛,肢体麻木,半身不遂者。

◈ **羌活酒**

用料:大麻仁、黑豆各 30 克,羌活、川芎、独活各 15 克,米酒 2000 毫升。

制法:把羌活、独活、川芎、大麻仁研细,过筛,用米酒浸泡,春夏 3 日,秋冬 7 日。天数满后再煎沸 10 分钟;黑豆炒至起烟,趁热倒入酒中,待冷却后过滤去渣,即可饮用。每次饮 10～20 毫升,空腹温饮,每日 3 次。

◈ **木瓜酒**

用料:木瓜 650 克,白酒 1000 毫升。

制法：把木瓜洗净，切碎，放入白酒中浸泡，密封。7日后即可饮用。每次饮 20～30 毫升，每日饮 3 次。

功效：舒筋活络，和胃化湿。适用于四肢麻木，腰膝无力，筋肉痉挛等症。

◈ 石榴酒

用料：酸石榴 10 个，甜石榴 10 个，人参、苦参、沙参、丹参、苍耳子、羌活各 60 克，米酒 1000 毫升。

制法：把酸、甜石榴连皮捣烂，与其他药物一同放入酒中，加盖密封，2 周后即可饮用。每日饮 10～20 毫升，每日 2 次。

功效：益气强筋，祛风除湿。适用于风湿关节痹痛，下身坠痛。

◈ 银环蛇酒

用料：银环蛇干 500 克，60 度白酒 500 毫升。

制法：把银环蛇干放入白酒中，加盖封口，浸泡 1 个月即可饮用。每次 10～15 毫升，每日 2 次。

功效：疏风通络，散寒止痛。适用于类风湿关节炎、退行性骨关节炎等顽固痹证。

◈ 追风酒

用料：鹿鞭 1 根，枸杞子 100 克，红枣 100 枚，巴戟天 100 克，米酒 5000 毫升。

制法：把上述药材洗净，放入米酒中浸泡，加盖密封，7 周后即可饮用。每次饮 10～20 克，每日 1～2 次。

功效：祛风除湿。适用于风湿性关节炎患者。

◈ **黄蜂酒**

用料：黄蜂 250 克，米酒 500 毫升。

制法：把黄蜂放入米酒中浸泡，加盖密封，3 周后即可饮用。

功效：祛风除湿，舒经活络。适用于风湿病关节疼痛，下肢酸软者。

◈ **腰痛酒**

用料：杜仲 15 克，破故纸（补骨脂）、苍术、鹿角霜各 9 克，白酒 500 毫升。

制法：把上述药材均研成粗粉，加入白酒，浸泡 7 日，过滤去渣装瓶即可。每次饮 30 毫升，早、晚各饮 1 次，连服 7 日。

功效：温肾散寒，除风利湿。适用于风湿腰痛，长年腰痛者。

◈ **伸筋草酒**

用料：伸筋草、制川乌、牛膝、鸡血藤各 15 克，制草乌 10 克，白酒 500 毫升。

制法：把上述药材切碎，放入酒中浸泡 3～7 天，去渣装瓶即可。每次饮 10 毫升，每日 1 次。

功效：驱风散寒，活血通络。适用于风湿腰腿疼痛，四肢麻木者。

◈ **槐白皮酒**

用料：槐白皮 40 克，白酒 500 毫升。

制法：把槐白皮洗净，切碎，用酒、水各 500 毫升煮取 500 毫升，过滤去渣待用。每次温服 20 ~ 30 毫升，每日 3 次。

功效：祛风利湿，消肿止痛。适用于风邪外中，身体强直等症。

◈ 独附姜酒

用料：独活、附子 200 克，干姜 63 克，烧酒 750 毫升。

制法：把上述药材研成粗末，用纱布包起，放入烧酒中浸泡，3 日即可。

功效：散寒止痛。适用于风寒湿痹，痿弱拘挛，脚气、水肿等一切沉寒痼冷之疾。关节或局部红肿热痹者禁用。

◈ 虎杖根酒

用料：虎杖根 300 克，白酒 750 毫升。

制法：把虎杖根洗净，切碎，放入白酒中浸泡，密封。14 日后即可。每次服 20 毫升，每日饮 2 次。

功效：祛风湿，活血通络。适用于风湿性关节炎患者。

◈ 大生地酒

用料：牛蒡根、生地黄各 120 克，大麻仁 60 克，牛膝、杉木节各 50 克，地骨皮、丹参、独活各 30 克，防风 20 克，白酒 1500 毫升。

制法：把上述药材一同捣成粗末，装入纱布袋中，放入白酒瓶中浸泡，密封。7 日后开启，去掉药袋，过滤去渣，备用。将酒温热，每次饭前适量服用。

功效：清虚热，活血消肿。适用于足胫虚肿，烦热疼痛，行步困难者。

◆ 红花尖椒酒

用料：红尖椒 10 只，苏木 20 克，花椒 10 克，红花 10 克，低度白酒 1000 毫升。

制法：把红尖椒、花椒、红花、苏木均洗净，晒干，放入容器中，加入白酒，密封 1 个月，即可饮用。每次 20 毫升，每日 2 次。

功效：祛寒温阳，活血通络。适用于风湿性关节炎、强直性脊柱炎等属寒盛型痹症。

◆ 风湿活络酒

用料：半枫荷根 15 克，狗脊 5 克，五爪龙 8 克，海风藤、入地金牛、黑老虎各 7.5 克，山莲藕、千斤拔、铁包金、豆豉姜各 6 克，小叶双眼龙 4.5 克，当归、川芎、独活、续断、甘草各 3 克，60 度白酒 500 毫升。

制法：把上述中药放入笼中，蒸 10 分钟，加入白酒，浸泡 20 日后即可饮用。每次饮 20 毫升，每日饮 2 次或 3 次。

功效：壮腰肾，祛风湿。适用于风湿性腰痛、风湿性关节炎等症。

◆ 女贞子米酒

用料：女贞子 250 克，米酒 500 毫升。

制法：把鲜女贞子洗净，放入米酒浸泡，密封，3～4 周后，过滤去渣，即可饮用。每次饮 10～20 克，每日 1 次或 2 次。

功效：祛风湿，通经络。适用于风湿性关节炎患者。

◈ **蛤蚧核桃酒**

用料：干蛤蚧 1 对，核桃仁 200 克，陈皮 50 克，米酒 1000 毫升。

制法：把蛤蚧、核桃仁、陈皮洗净，放入米酒中浸泡，加盖密封。8 周后即可饮用。每次饮 10 ~ 20 克，每日 1 次或 2 次。风寒或实热咳嗽者忌饮。

功效：祛风除湿，补肺益肾。适用于风湿关节痛、关节肿大、肌肤麻木不仁、下肢酸软者。

◈ **草乌风湿酒**

用料：香附子、木瓜、钻地风各 5 克，草乌、桂枝、当归、陈皮、枳壳、延胡索、川牛膝、千年健、甘草各 30 克，全蝎 24 克，白酒（50 ~ 60 度）5000 毫升。

制法：把上述所有药材都放入容器中，倒入白酒，浸泡 15 天，滤渣备用。每日起床后、临睡前各服 1 次，每次 30 毫升，1 个月为 1 疗程，一般需要服用 2 ~ 3 个疗程。

功效：温经散寒，祛风止痛。适用于类风湿关节炎属寒湿阻滞者，证见骨节疼烦掣痛，屈伸不利，遇寒痛增，得温痛减等。

◈ **经验九藤酒**

用料：钩藤、红藤、丁公藤、络石藤、菟丝藤、天仙藤、青藤各 150 克，五味子藤、忍冬藤各 63 克，老白酒 2500 毫升。

制法：把上述药材均切细，用纱布袋装起，浸泡于老白酒中，密封，春秋 7 日，冬 10 日、夏 5 日、每次服 15 ~ 30 毫升，每日饮 3 次。病在上体,食后及卧后服;病在下体,食前空腹服。

功效:祛风湿,通经络。适用于风湿病晚期造成的肢体功能障碍、活动困难者。

◈ **附子杜仲酒**

用料:杜仲 50 克,牛膝、制附子、独活各 25 克,淫羊藿 20 克,白酒 1000 毫升。

制法:把上述药材捣碎,用白纱布袋包起,放入白酒瓶中,密封,14 日后开启,去掉药袋,过滤去渣,即可饮用。每次饮 10~20 毫升,每日 3 次。

功效:滋肝补肾,强筋壮骨。适用于筋骨痿软,腰膝无力,脘腹胀闷冷痛,及周身骨节疼痛等症。

◈ **强壮祛风酒**

用料:生地黄、熟地黄、枣皮、山药、肉桂、菟丝子、杜仲、牛膝、续断、鹿茸、女贞子、墨旱莲、豹骨、当归、川芎、红花、龟版胶、鹿角胶、川乌、秦艽、姜黄、白芍、细辛、络石藤、桑寄生各适量。

制法:把上述药材均研成细末,用白酒冲兑浸泡,每瓶装 500 毫升。每次饮用 50 毫升,每日 2 次。可视患者酒量及体质进行增减。3 个月为 1 个疗程,一般服用 1~3 个疗程。

功效:强筋骨,祛风湿。适用于类风湿关节炎患者。

◈ **桑寄三蛇酒**

用料:脆蛇 1 条,白花蛇 1 条,乌梢蛇 1 条,桑寄生 300 克,巴戟天 200 克,红枣 200 克,米酒 5000 毫升。

制法：把上述药材洗净,放入米酒中浸泡,加盖密封,4周后即可饮用。每次饮 10 ~ 20 毫升,每日饮 1 ~ 2 次。血虚生风者忌饮。

功效：祛风通络,补益肝肾。适用于风湿病患者,证见关节冷痛,下肢酸软等。

◈ 芝麻杜仲酒

用料：芝麻 20 克,杜仲 20 克,牛膝 20 克,丹参 10 克,白石英 10 克,米酒 1000 毫升。

制法：把上述药材放入米酒中,加盖密封,4 周后即可饮用。每次饮 10 ~ 20 毫升,每日 1 次或 2 次。阴虚火旺者忌饮。

功效：祛风除湿,强筋益骨。适用于风湿痹痛等症患者。

◈ 杜仲丹参酒

用料：杜仲、丹参各 60 克, 川芎 30 克,白酒 2000 毫升。

制法：把上述药材均研成末,用白纱布袋装起, 放入瓶中, 加入白酒,密封,浸泡 14 天后开启, 即可饮用。每次饮 10 ~ 15 毫升,每日 2 次。

功效：强壮筋骨, 活血通络。适用于腰脊酸胀,筋骨疼痛, 足膝痿弱

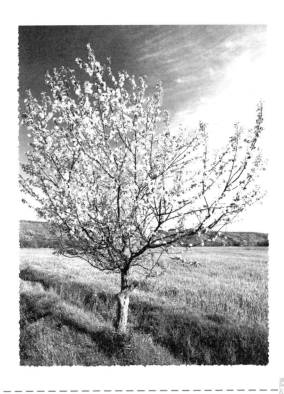

等症。

◈ 桂枝独活酒

　　用料：桂枝 9 克，独活 15 克，白酒 100 毫升。

　　制法：把上述药研成粗末，放入白酒中，煮取 70 毫升，过滤去渣。把药酒分 3 次服，令温取汁即效。

　　功效：祛风通络，温通血脉。适用于中风四肢厥逆、口噤不开者。

◈ 石楠防风酒

　　用料：石楠叶、独活各 20 克，防风 15 克，茵芋、制首乌、肉桂、制附子各 10 克，牛膝 6 克，米酒 750 毫升。

　　制法：把上述药材切碎，装入纱布袋中，放入米酒中浸泡，加盖密封，4 周后即可饮用。每次饮 15 毫升，每日 2 次。

　　功效：祛风除湿，活血通脉。适用于风湿关节痹痛，半身不遂者。

◈ 淡竹叶米酒

　　用料：淡竹叶 30 克，米酒 500 毫升。

　　制法：把淡竹叶洗净后切成小段，用纱布袋装起，放入米酒中浸泡，3 天后即可饮用。每日饮 10 毫升，每日 2 次。

　　功效：祛风除热，宁神安心。适用于风湿关节痹痛，半身不遂者。

◈ 虎杖桃仁酒

　　用料：虎杖根 150 克，桃仁 50 克，米酒 1000 毫升。

制法：把上述药材放入米酒中，加盖密封，6周后即可饮用。每次饮 10～20 克，每日 1 次或 2 次。

功效：破瘀通络，祛风除湿。适用于风湿痹痛、关节冷痛等症。

◈ 牛膝人参酒

用料：五加皮、肉苁蓉、防风、生姜各 25 克，牛膝、巴戟天、附子、山茱萸、五味子、川芎、人参、黄芪、磁石各 20 克，肉桂、川椒、熟地黄各 15 克，茵陈 10 克，白酒 3000 毫升。

制法：把上述药材均加工粉碎，用细纱布袋装起，封紧。把酒倒入坛中，加入药袋，加盖密封，置于阴凉处。每日摇动数下，30 日后开封，去除药袋，静置即可。每次饮 15～20 毫升，每日早、晚各饮 1 次。

功效：强筋壮骨，祛除风湿。适用于腰腿疼痛，下元虚冷，气虚无力者。

◈ 复方雷公藤酒

用料：雷公藤 250 克，生川乌、生草乌各 60 克，当归、红花、桂皮、川牛膝、木瓜、羌活、杜仲，地骨皮各 20 克，白酒 1000 毫升，冰糖（或白糖）250 克。

制法：把上述药材（除冰糖）切碎，加入清水 2500 毫升，用中火煎约 1.5 小时，过滤去渣，加入冰糖溶化，待冷却后，加入白酒，搅匀即可。每次饭后服 5～20 毫升，每日服 3 次。

功效：祛风湿，通经络，消肿止痛。适用于类风湿关节炎、风湿痹痛、关节疼痛者。

风湿病的治疗与调养

◆ **童子鳝鱼酒**

用料：童子鳝鱼 500 克,白酒 1000 毫升,香油适量。

制法：把童子鳝鱼用清水养 24 小时,滴入香油十余滴,使鳝鱼吐尽泥物,再用清水洗净,放入酒坛内,倒入白酒,密封,浸泡 30 日即可。每日 2 次,每日下午和临睡前各服 20 毫升,服后漱口。

功效：活血脉,除风湿。适用于类风湿关节炎患者,证见肢体麻木、屈伸不利,上肢关节酸痛等。

治疗各类风湿病常用的一些理疗方法

冷疗法

　　冷疗法是利用冰雪、水、石等寒冷之物的凉性特点,刺激机体,以促进疾病康复的治疗方法。它具有清热消肿、疏通气血及调和脏腑的功能。冷疗法适用于风湿病关节、肌肉肿胀、疼痛(辨证为热邪所致)的患者。常用的方法有以下几种:

　　(1)冷浴。采用一般冷水,置患者于专门治疗的水池洗浴。分为全身冷浴和局部冷浴。一般采用 20℃ 以下的河水、海水或井水,治疗时间选在睡前。洗浴时间以 30 ~ 60 分钟为宜,5 ~ 7 次为一个疗程。浴后应以毛巾擦干身上的水,然后入睡。有严重心、肺、肝、肾疾病者禁用,年老体弱者慎用。

　　(2)冷熨。选用寒冷的石块、金属块、冰块外敷病变部位,温即更换。现代可以采用冰箱对所用之物进行冷却,每次 20 ~ 40 分钟,每日数次,10 ~ 15 天为一个疗程。

　　(3)冷湿敷。用毛巾或布浸于 20℃ 以下的冷水中浸透,然后拧干交替敷于患处,温即更换。或用冰袋敷于关节灼热疼痛部位。采用冰块按摩,对于肢节肿胀、灼热、疼痛尤为适宜,每次 20 ~ 30 分钟,3 ~ 5 次为一个疗程。

热疗法

目的在于镇痛，消除肌肉痉挛，改善关节局部血液循环，从而达到抗炎、消肿的作用。热疗法是治疗风寒湿痹，特别是寒邪为主的痹痛常用的辅助疗法。可以单独热疗，也可配合药疗。常用的方法有以下几种：

（1）热敷。可用热水袋，也可用毛巾浸湿热水，水温50℃左右，以舒适而可耐受为度，凉后及时更换。

（2）热沙敷。将适量的细沙或粗盐炒热至50℃左右，装入布袋中趁热敷患病关节。在海滨或河床细沙滩地带，还可将患病关节直接埋于晒热的沙内。

（3）坎离砂。又名驱寒止痛砂，为铁末、防风、当归、川芎、山野豌豆、醋等配制的中成药，用时以食醋调和后装入布袋中，待温度升到50℃左右时放于关节上热敷。治疗中坎离砂的温度可继续上升，应在袋下加布垫调整其温度。"寒痛乐"也为类似中药，将其装入特制的塑料口袋中，待产生温热后即可热敷。

（4）中药温热敷。取山野豌豆、松节、桑枝各60克，川芎、细辛、羌活、独活各30克，水煎3次，混合共得药液500～1000毫升，待温度适宜后再用纱布或毛巾蘸药液作湿热敷。肢端关节（腕、踝关节以下）可直接浸泡。用过的药液可留下次加热后再用，每剂可连用3天。本方具有舒筋、通络、散寒、止痛的作用，效果优于单纯湿热敷。

熏蒸疗法

包括熏法和蒸法。熏法是将一定的药物燃烧,借用烟雾中所含的药物气味和热气,驱除风寒湿邪,促进气血运行,以治疗疾病。蒸法是借用煎煮一定药物时所产生的药力和温热之气,疏通经络、祛除外邪、活血化瘀,以治疗疾病。熏蒸疗法是中医康复治疗风湿痹痛的重要方法之一。

1. 操作方法

临床应用时,可设置一张便于药物加温熏蒸的专用床,患者躺好后以热气熏蒸患处即可。一般每日熏蒸1次或2次,每次30~40分钟,2~4周为一个疗程。熏蒸时注意用布巾遮围患处,以减少或减慢蒸汽外泄。要注意观察患者的变化,以微汗为宜,切忌汗出太多,以免引起不良后果。

2. 选择药物

熏蒸疗法所用药物要根据病情而定。若为风寒湿痹,证见关节疼痛、拘挛、恶风怕冷者,可选用羌活、独活、防风、川乌、草乌、川芎、当归、桂枝、细辛等组方煎煮熏蒸,每日1次,2~4周为一个疗程。若证见热象,可用忍冬藤、赤芍、牡丹皮、泽兰、老鹳草、薄荷、桑枝等组方煎煮熏蒸,每日1次或2次,3~4周为一个疗程。

洗足疗法

洗足疗法是用热水或药液洗脚以治疗足部疼痛、肿胀、麻木的一种方法。本法能促进血液循环,解除疲劳,促进睡眠。宋朝文学家苏东坡有"主人劝我洗足眠,倒床不复闻钟鼓"的诗句;《理论骈文》中则有"临卧濯足,三阴皆起于足,指寒又从足心入,濯之所以问阴而却寒也"的描述。

临床上常加药液洗足,应用于足跟骨刺引起的足跟痛及踝关节炎。取山野豌豆 30 克,寻骨风 30 克,独活 15 克,乳香 10 克,没药 10 克,血竭 10 克,老鹳草 30 克,黄蒿 10 克,水煎趁热洗足,每日 2 次。

药浴疗法

药浴疗法是根据中医辨证论治原则,选配一定的中药制成水煎液,趁热进行熏洗、沐浴,用以治疗疾病的一种外治法。药浴疗法主要用于治疗关节痛、风湿性关节炎、类风湿关节炎、强直性脊柱炎、痛风性关节炎、慢性腰腿痛等。

1. 操作方法

在临床使用中,一般先将药物浸泡 20 ~ 30 分钟,再加入相当药量 10 倍的清水,沸煮 15 ~ 20 分钟,将药液滤入浴盆内,先以蒸汽熏患处,待药液稍凉后,可用纱布蘸药液烫洗患处,药液凉至 37 ~ 45℃时,则可将患处浸于药液中烫洗。一般每次烫洗 30 分钟左右,每日 1 次或 2 次。也可将煎出的药液加入浴水中,进行全身药浴。

2. 选择药物

治疗风湿性疾病的药物可根据证型组成方剂,辨证施治。如:制马钱子粉、洋金花、淫羊藿、雷公藤根粉各 400 克,具有祛风散寒、温经通络、消肿止痛、扶正固本的作用,主治肝肾两虚、气血双亏之风湿顽痹及强直性脊柱炎等。独活、羌活、桂枝、制川乌粉、制附子粉、红花各 300 克,具有散寒逐湿、温经通络的作用,主治风湿痹阻、寒凝经络之风寒湿性关节炎、风湿性关节炎及慢性腰腿痛。制马钱子粉、洋金花、秦艽、土茯苓、萆薢、羌活各 400 克,具有通络止痛、渗湿利尿的作用,主治类风湿关节炎、痛风性关节炎等。

3. 注意事项

需要注意的是,有高热、出血倾向、传染病、急性化脓性炎症、心血管疾病、青光眼、严重肝肾疾病者及孕妇禁用。妇女经期暂停药浴。入浴时间宜选在饭后 30 ~ 60 分钟,入浴时如出现不适或异常感觉,应禁止治疗,浴后应避风寒。

日光疗法

日光疗法即让体表皮肤直接暴露在阳光下,按一定顺序和时间要求进行系统照晒,利用太阳光的辐射作用强身健体或治疗疾病的方法。

现代物理研究表明,日光中含有三种不同波长的射线:紫外线、可见光、红外线。其中,紫外线能将皮肤晒黑,适量紫外线照射可使免疫力及抗体增高,促进体内合成维生素 D,从而防治佝偻病;可见光能促进新陈代谢,调节免疫功能;红外线主要作用是热效应,照射机体可使温度增高,血管扩张充血,代谢活动加快,促进

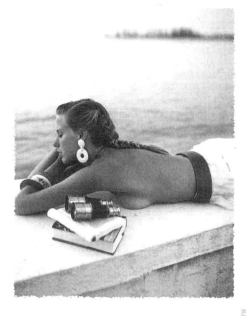

细胞增生,从而提高免疫功能,此外还具有消炎镇痛和活血化瘀的作用。因此对风寒湿痹具有一定的康复治疗作用。

1. 操作方法

实施日光疗法,应选择适宜的地点,最好能在江湖海滨或专门设施的日光浴场中进行。楼顶阳光也可选用。总之,以光照充足、空气清爽、安静清洁为佳。照射时间因各地区的日照强度及季节差异有所不同。一般来说,春、夏、秋三季以上午 8 ~ 10 时为宜,冬季以中午 11 ~ 13 时为宜。夏季进行日光浴时,以每日照射 5 分钟开始,以后每日增加 3 ~ 5 分钟,经过 1 周左右,达到每日 30 分钟。如无不良反应,再隔日增加 5 分钟,逐步达到每日照射 60 分钟。冬季日光浴时间可以相应延长一些。日光浴分为局部照射和全身照射。局部照射指用白布单遮掩身体不照射部位而只照射某一部位;全身照射指裸体置于阳光之下。临床可根据患者的发病情况选择应用。

2. 注意事项

在实施日光疗法时,注意不要照晒过度,以免灼伤皮肤。同时要注意补充水分和盐类,戴上太阳帽、墨镜等,以防止头晕或中暑。注意不要看书看报,以免对眼睛造成损伤。在进行日光疗法数日后,如发现全身不适,出现疲劳、失眠、食欲不振等现象时,应暂停日光浴。如皮肤红肿应中止日光浴。系统性红斑狼疮及对光敏感的风湿病患者忌用日光疗法。

熨敷疗法

熨敷疗法是将一定的处方中草药加热后,直接敷于患部或某些穴位上,以治疗某些疾病的方法。此法综合了药物、穴位以及温热的治疗作用,可温经通络、畅通气血、补虚祛邪,适用于多种慢性病的康复治疗。

1. 操作方法

在风湿性疾病中,凡腰背、四肢关节疼痛,且伴有肢冷恶寒等现象者,均可使用。临床上可以川草乌、附子、桂枝、川椒、川芎、牛膝、鸡血藤、当归等药物组方加工,配合电热药疗器应用。清朝龚廷贤在《寿世保元》中记载的御寒膏,能温阳祛寒,活血通络,是治疗风寒湿痹痛的热熨疗法之一,可参考应用:生姜 400 克,取汁,加入牛膝 90 克煮沸,另以乳香、没药末各 4.5 克,铜勺内煎化移于煎剂内,搅匀成膏状,贴敷于患处,外以皮纸覆盖,热熨斗熨之,每日热熨 1 次或 2 次,5 ~ 7 日后将药膏揭下。

2. 注意事项

熨敷疗法以患者局部感微热为宜,注意避免烫伤。

敷贴疗法

敷贴疗法又称外敷疗法,是将药物直接敷贴在人体体表特定部位以治疗疾病的一种外治方法。敷贴疗法中,以外贴膏药治疗风湿病最为常用。采用祛风除湿、活血通络、散寒止痛等中药与香油等制成膏药,贴于关节局部,有保温、通络、活血、止痛等作用。常见剂型有两种:一种是橡皮膏药,如伤湿止痛膏、壮骨关节膏等;另一类是黑膏药类,如镇江膏药、狗皮膏药、东方活血膏药等。黑膏药使用前需加热烘烤,使之软化后贴于患处,力量较强,但易弄脏皮肤、衣服等。贴膏药的优点是药物不需经过胃肠而直接作用于局部,但有可能刺激皮肤作痒,甚至引起皮炎等缺点,尤其夏季易生痱子。贴药时间一般为 5~7 天更换一次。

按摩疗法

按摩疗法即推拿疗法,是采用按摩法刺激患者体表的一定部位,运动患者肢体而进行治疗的一种疗法。

按摩疗法具有通经络、畅气血、行滞化瘀、散肿止痛的功效,还具有促进局部营养,防止肌肉萎缩,促进疤痕变软和损伤修复的作用。适用于颈椎病、肩周炎、腰椎间盘突出症、慢性腰肌劳损、增生性膝关节炎、强直性脊柱炎、类风湿关节炎等。按摩手法多种多样,常用手法有以下几种:

(1)推法。分指推和掌推。指推:用大拇指指端,着力于一定的部位,通过腕部的摆动和拇指关节屈伸活动所产生的力,持续作用于经络穴位上。掌推:掌着力于一定部位上,进行单方向的直线推动。指推刺激量中等,接触面积小,可应用于全身各部穴位;掌推接触面积较大,可在身体各部位使用。推法有通经络、行气血的作用,适用于躯干和四肢疾病。

(2)拿法。用拇指、食指和中指,或用大拇指和其他四指对称用力,对一定部位和穴位进行一紧一松的拿捏。拿法刺激较强,常配合其他手指,适用于颈项、肩部和四肢等穴位。对颈部发硬,关节、筋骨酸痛等症,常用本法作配合治疗。具有祛风散瘀、通经活络、缓解痉挛的作用。

(3)按法。用拇指或掌根按压一定的部位,逐渐用力,深压捻动,按而留之。按法是一种强烈刺激的手法,常与揉法结合使用。拇指按法适用于全身各部穴位；掌根按法常用于腰背及下肢部。具有通络止痛、放松肌肉、矫正畸形的功能。

（4）摩法。用手掌面或指面附于一定部位上，以腕关节连同前臂作环形有节律的抚摩。摩法刺激轻柔缓和，具有祛风散寒、舒筋活血、祛痹止痛的作用。

（5）擦法。用手掌面、鱼际部分着力于一定部位上，进行直线来回摩擦。擦法是一种柔和温热的刺激，具有通经活络、行气活血、消肿止痛的作用。

（6）拍打法。用掌或拳拍打体表。具有调和气血、强筋健骨、消除疲劳等作用。对风湿酸痛、肌肉萎缩、指端发绀、肢体麻木、肌肉痉挛等，可用本法配合治疗。

（7）搓法。两手掌相对，夹住患者肢体一定部位用力来回搓动，动作要快，移动要慢，用力要柔和均匀。具有疏通经络、调和气血的作用。

（8）揉法。用一指、数指、手掌或握拳等方式揉。揉动时手指要紧贴皮肤，使患部的皮下组织随着揉动而滑动，幅度逐渐扩大，压力轻柔。适用于全身各部，具有消肿止痛、祛风散热的作用。

（9）摇法。用一手握住关节近端的肢体，另一手握住关节远端的肢体，作缓和轻柔的转动，或用手掌或手指压住某一部位进行摇动。本法具有滑利关节、韧带及关节囊的粘连，松解关节滑膜，增加关节活动的作用。适用于四肢关节，是治疗运动功能障碍、关节强硬屈伸不利等风湿病的常用手法。

（10）扳法。用双手或双臂以方向相反的力量，用脆劲扳动或扭转患部，可听到响声。使用扳法时，动作必须缓和，用力要稳，双手动作要配合得当，步调一致。有纠正肢体畸形、松解粘连、滑利关节的作用。

（11）捻法。用拇指与食指对称地捻动，如捻线状，用力均匀，动作缓和着实。适用于四肢末端小关节。具有疏通关节、畅行气血的作用。须摆动腕掌部，进行前臂旋转和腕关节屈伸的协调运动，使手掌部呈来回滚动，将所产生的力量通过接触面均匀地作用于施术部位上。具有疏通经络、舒展筋脉、行气活血等作用。

点穴疗法

点穴疗法又称"指针疗法"，是以手指代替针，根据不同病情，在某些穴位或特定部位施以不同手法来治疗疾病的一种方法。它具有调和阴阳、扶正祛邪、行气活血、消瘀散肿、通经止痛的作用。适用于治疗颈、肩、腰、腿等部之痹阻疼痛。在施用本法前应先行选穴。选穴时可循经选穴，也可局部采用。临床上对疼痛性疾患，还可结合现代医学之神经走向，选择其分布区域的腧穴。

1.操作方法

点穴的基本手法有按、搓、捏、掐、推等几十种之多，目前常用的有按压法、揉搓法、点扣法三种：

（1）按压法。一般用拇指、食指或中指的指端或指腹按压穴位。操作时要由轻到重或一按一松，但指端不能滑动移动。本手法力量很大，是一种强刺激手法。

（2）揉搓法。揉法即用拇指或中指指腹按在穴位上，不移动位置，仅是术者手部左右回旋揉动穴位；搓法即用指端左右或回旋移动搓按某一部位。临床上，两手法常相结合，应用于软组织损伤、劳损、风湿、类风湿等疾患。

（3）点叩法。点法是以屈曲中指中节关节端有节律地敲打穴位；叩法是用中指或食指、中指、无名指三指指腹或指尖叩击穴位。点叩法常用于肢体酸肿疼痛或关节屈伸不利等。

2. 注意事项

需要注意的是，年老体弱者、久病体虚者、孕妇或幼儿慎用点穴疗法。另外，点穴治疗后，患者如有施术部位酸、麻、热、胀、抽动、皮肤红润甚至皮下瘀血及全身发热出汗等反应，不必处理。如果反应较重如头晕、恶心、面色苍白或昏厥，要停止施术，及时处理。

拔罐疗法

拔罐疗法是一种以杯罐作为工具，借用某种方法产生负压而使杯罐吸着于皮肤，造成局部瘀血，用以治疗疾病的方法。由于此法简单易行，且有可靠疗效，现已发展为康复治疗中的重要疗法之一。本法适用于风、寒、湿痹与痛肿症，以及颈项、腰背与四肢疼痛、麻木、功能障碍等。拔罐疗法分以下种类：

1. 按排气方法分

（1）火罐法。借助火源燃烧产生负压而使杯罐吸着于皮肤。

（2）水罐法。又分煮罐法和火拔法。煮罐法一般选用竹罐毛竹，直径3～6厘米，截成6～9厘米长段，一端留节为底，一端为罐口，磨光口圈，在锅内加水煮沸，使用时将罐倒过来，用镊子夹出，趁热按在疼痛部位，留罐10～15分钟。火拔法即在陶罐或玻璃罐内装半罐温水，然后点燃纸片或酒精棉球，或用投火、闪火法迅速将罐扣在皮肤上。

（3）抽气法。操作时将特制的抽气罐扣在应拔罐部位上，用注射器抽去瓶内空气，产生负压，以使小瓶吸在皮肤上，一般留罐10分钟。

2. 按拔罐形式分

（1）闪罐法。将罐子拔上后，立即起下，再于原处拔上，再起下，反复吸拔多次，至局部皮肤起红晕为止。多用于局部皮肤麻木、酸痛等。

（2）走罐法。多选用口径较大的玻璃罐，罐口必须平滑，并要在罐口或皮肤上涂一些润滑油。操作时，先将罐拔上，以手握住罐底，稍倾斜，慢慢向前推动，这样在皮肤上来回旋走，直到皮肤潮红为止。

（3）留罐法将已拔在皮肤上的罐留置原处一段时间，一般为10～15分钟。

（4）单罐法。即每次只拔一个罐。

（5）多罐法。即一次拔数罐。

3. 按与其他的方法配合运用

（1）药罐法。又分煮药罐和贮药罐两种。煮药罐是将配制好的药物装入布袋，扎紧袋口，放清水内煮沸，使药液达到一定浓度后，再将竹罐投入药汁内煎煮15分钟，即可使用。用时按水罐法操作吸拔在选定的部位上。贮药罐是在抽气罐内事先盛贮一定的药液（为罐子的1/2以上），用抽气法吸拔在皮肤上。

（2）针罐法。是拔罐与针刺相结合的治疗方法。包括留针拔罐法、针药拔罐法、煮针拔罐法等。留针拔罐法即在毫针留针期间，在针刺部位再拔火罐的方法。针药拔罐法即在毫针留针期间，在针刺部位再拔药罐的方法。

（3）放血拔罐法。操作前先用三棱针或粗毫针按病情需要刺络放血，然后再以闪火法在刺血部位拔罐，从而加强刺络法的疗效。

注意事项：需要注意的是，风湿性关节炎合并中度或重度心脏病、心力衰竭，活动性肺结核，有出血倾向的疾病，全身高度水肿，皮肤病及皮肤高度过敏者不宜拔罐；孕妇及经期妇女不宜拔罐；大血管附近及浅显动脉分布处及瘢痕处不宜拔罐。

抓火疗法

抓火疗法又称着火疗法、酒火疗法等，是用手指蘸火抓梳患处，来治疗疾病的一种方法。它既有热疗作用，又有按摩效果，能促进血液循环、温通经络、祛风散寒，主要适用于风寒湿痹（如风寒腰疼、背痛、肩痛等）、肌肉麻木、关节炎以及寒凝气滞引起的腹痛等。

在使用本法前，须准备瓷盘一个，白酒 30～60 毫升，湿毛巾 1～2 条，火柴若干。让患者坐在椅子上或躺在床上，取适当体位，以术者方便、患者舒适为宜。让患者脱掉衣服，露出患处，用湿毛巾轻轻擦拭皮肤，使其湿润，再用湿毛巾将患处围起来。将白酒倒入瓷盘内，用火柴点燃，放在靠近患者的椅子边或床边，以便抓取方便。此时满盘都是蓝色火焰，但温度不高。术者揭掉湿毛巾，用左手五指蘸带蓝火的白酒，迅速抓梳患处，动作轻快，左手还未完成，右手就要继之而来，边抓边梳,边扑灭火焰。如此反复多次,直到瓷盘内白酒抓尽。

刺络疗法

　　刺络疗法即以三棱针为针具,根据病情刺破患者身上特定部位的血络(即浅表血管),放出适量的血液以治疗疾病的方法。本法具有开窍清热、通经活络、化瘀消肿的作用,故适用于肩周炎、坐骨神经痛、风湿性关节炎、类风湿关节炎等。

　　1.操作方法

　　本疗法取穴原则是循经取穴和局部取穴相结合,选取穴位和穴位附近有病变的血络。选定针刺部位后,局部皮肤用碘酊棉球、酒精棉球常规消毒后,用三棱针针尖向下缓慢刺入,出针后使血液顺势流出,待出血自然停止后,可加拔火罐3～5分钟,起罐后,用消毒干棉球按压止血,再用碘酊棉球消毒针孔。

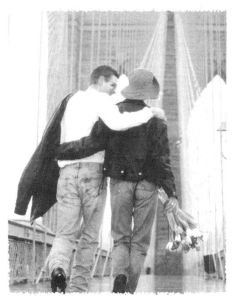

　　2.注意事项

　　使用刺络疗法应注意以下几点:针具和局部皮肤要严格消毒,以免感染;熟悉解剖部位,切勿刺伤深部动脉;一般下肢静脉曲张者,应选取边缘较小的静脉,注意控制出血,对重度下肢静脉曲张,则不宜使用。年老体弱、贫血、低血压、孕妇及产妇应当慎用;凡有出血倾向或血管瘤处不宜使用。

温针疗法

温针疗法是针刺和艾灸相互结合治疗疾病的一种方法，即在留针期间，于针柄上裹以艾绒或插一小段艾条点燃施灸的方法。本法具有温经散寒、祛风活血、宣痹止痛的作用。临床多用于腰脊、关节、肢体冷痛，以及寒湿凝滞经络、气血痹阻之痛痹、着痹。

1. 操作方法

临床使用时，先将针刺入选定的穴位，并施以手法获得针感。在留针期间，选取不易燃烧的硬纸（或姜片、蒜片）剪成圆形，直径约为 5 厘米，中央剪一小孔套于针身，覆盖于皮肤上，然后把剪成 1.5 厘米长的艾条在插针附近点燃，以便由针导热入穴。每次可根据病情点燃 1~3 段。待艾条燃成灰烬后，稍待片刻，除去残灰，再将针拔出。

2. 注意事项

需要注意的是，在操作时要当心艾火落下烧伤皮肤。另外，实证、热病证患者不宜使用本法。

蜂毒疗法

蜂毒疗法是用蜜蜂毒来防治疾病的一种方法。它不仅可以治疗类风湿关节炎等多种疾病，而且还可以预防关节炎等疾病。

1. 操作方法

在施用本法时，类风湿关节炎蜂蜇病变部位及周围穴位，坐骨神经痛蜂蜇环跳、委中和坐骨神经循行路线附近的穴位。其具体操作方法如下：用镊子夹住蜜蜂的一只翅膀，或轻轻捏住蜜蜂的腰腹部，将其尾部放在患处，待蜜蜂蜇入机体后，再用手指轻轻挤压其腹部，以促进蜂毒素尽量注入人体。

患者每日要被蜜蜂蜇 12 下，分 3 次。当蜜蜂蜇一下之后，起码要停 1 分钟才能再蜇第二下。做完一次治疗后，患者在床上坐 10 分钟左右，疼痛即可减轻。

2.注意事项

临床使用时要注意以下几点：患者在被蜇以后的 15 分钟内不要乱动；蜂蜇治疗前不宜吃得过饱；治疗期间不喝含有酒精的饮料；用此法治疗前五天及治疗期间不宜服用任何药物；初次治疗疼痛轻微，局部略有红肿，经过几次治疗后，痛感和红肿逐渐增加，这时不要惊慌失措，更不要轻易停止治疗，这种现象往往是疗效较好的预兆。

磁疗法

磁疗法是利用磁场作用于人体的病变部位或穴位，以治疗疾病的方法。磁场能改善血液循环，具有镇痛、消炎、消肿的作用，适用于风湿病的康复治疗。磁疗的种类很多，在家庭进行磁疗最常用的是磁片贴敷法。这种方法最容易掌握，只要选择磁场强度合适的磁片，用胶布固定在治疗部位或一定的穴位上即可。如果对磁片过敏，可在磁片下衬以薄纸再用胶布固定。

1.操作方法

磁疗的剂量要根据患者的年龄、身体状况、治疗部位、病情等具体情况而定。磁场的强度一般可分为三级，其中 0.05 特以下者为小剂量。一般年老体弱者，宜从小剂量开始，如疗效不明显且无明显不良反应，可适当加大磁场强度。磁疗的时间疗程也需根据患者的具体情况而定。一般磁片贴敷法可连续进行 5 ~ 7 天，取下休息 1 ~ 2 天再贴，3 ~ 4 周为一个疗程。

2. 注意事项

贴敷磁疗时，其不良反应大多在 2 天内出现，表现为心慌、恶心、呕吐、一时性呼吸困难、头晕、乏力、嗜卧、低热等。轻者可坚持治疗，重者则需停止治疗。停止治疗后，这些反应即可自行消失，一般不留任何后遗症。

穴位注射疗法

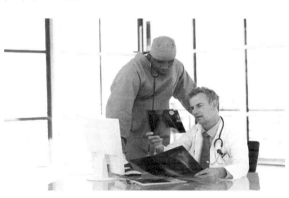

穴位注射疗法是用注射器在人体腧穴中注入某些药液或气体等，通过经络、腧穴、注入物等的作用，而达到防治疾病的一种疗法，本法具有针刺、注射物对穴位刺激及药理作用的综合效能，并具有药效长、不良反应少等特点。适用于各种痹痛、疼痛、肌肉劳损及运动障碍、感觉异常等。

（1）操作方法。本法常用的用具有注射器、针头及注射用药物。注射器可用 2 ~ 20 毫升，针头可选用 5 ~ 7 号或封闭用长针头，以细针头为佳。根据病情需要及药物的功效，选用可作为肌内注射的中、西药或氧气等。临床常用的中药注射液有当归、红花、丹参、板蓝根、川芎嗪、脉络宁、柴胡等；西药注射液有:维生素 B_1、维生素 B_{12}、维生素 C、神经生长因子等。用量详见用药说明,也可根据病情、体质、部位酌定。

在施用本法时,应择其有效主治穴位 1～4 个,以肌肉丰厚处为宜,也可选取疼痛最明显处为穴位注射点。若为腰椎间盘突出症,可将药物注入神经根附近。也可选用病理情况下出现的阳性反应物,如条索状物、结节状物等作为注射穴位。根据选定的穴位及药物用量的不同,选择合适的注射器和针头,将注射器吸入药物。穴位局部行常规消毒后,将针快速刺入皮下,根据病情及部位的不同,采用斜刺或直刺,达一定深度后,施提插手法,使之得气。

得气后回抽注射器芯,如无回血,即可将药物推入。推药的速度依病情、患者体质等有所区别。若注入较多药液,可边退针边推药,或将注射器更换几个方向注射药物。注射完毕退针,用消毒棉球稍稍压迫注射部位。

2. 注意事项

在操作过程中,要严格遵守无菌操作规程。药液一般不宜注入关节腔、脊髓腔和血管内;注射时应避开神经主干,如果患者有触电感要稍退针,然后再注入药物。躯干部穴位注射不宜过深,以防刺伤内脏;脊柱两侧穴位注射时,针尖可斜向脊柱。年老体弱者,注射部位及药量宜少;孕妇不宜作穴位注射。

穴位激光疗法

穴位激光疗法又称"激光针"或"光针"疗法。它是利用激光束照射体表穴位或病变局部,通过经络、腧穴的作用,治疗疾病的一种方法。穴位激光照射具有温经通络、活血化瘀、消肿止痛等作用。常用于治疗风湿性关节炎、类风湿关节炎、肩周炎和各种神经痛等。

本疗法具有无痛、无菌、简便、安全、强度可调、无不良反应等优点，被广泛应用于临床。目前临床常用的有氦—氖激光，二氧化碳激光，氩分子、氩离子激光等不同机种。

1.操作方法。

在临床使用前应先行选穴。治疗风湿病，常以局部取穴为主，配合循经取穴。其操作方法以氦—氖激光医疗机为例说明如下：

确定患者要照射的部位或穴位后，选择合适的体位。将电流调节旋钮置于第二或第三档上，打开电源开关，这时指示灯亮，氦—氖激光器发射出橘红色的光束。如果启动后激光管不亮或出现闪烁现象，则表明启动电压过低，这时应立即断电，并将电流调节旋钮沿顺时针方向转 1~2 档，停 1 分钟后再将电源开关打开。用电流调节旋钮（顺时针电流增大）将电流调节至 6 毫安，以免损坏激光管。调整"定时调节旋钮"，根据病情实际需要定出时间。将激光束对准需要照射的部位，同时打开计时开关，计时指示灯亮。当达到预定时间后，计时器会自动鸣响报知。在治疗中，激光器可以间断使用，但最长不宜超过 4 小时。治疗结束时将电源开关

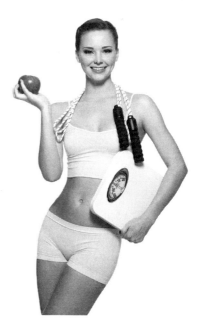

风湿病的治疗与调养

关闭即可。

2. 注意事项

小功率氦—氖激光（功率一般为 1～30 毫安）穴位照射时，穿透组织深度为 10～15 毫米，照射距离 20～30 毫米，最远达 100 毫米，可根据患者具体情况选择。

每日照射一次，每次 2～4 穴，每穴照射 2～5 分钟，10 次为一个疗程。病情较顽固者，可照射 3 个疗程或更多，每个疗程间隔 7～10 天。

对各类风湿病的预防

预防风湿病应注意哪些事项

（1）加强锻炼，增强身体素质。经常参加体育锻炼，如保健体操、练气功、太极拳、做广播体操、散步等，大有好处。凡坚持体育锻炼的人，身体就强壮，抗病能力强，很少患病，其抗御风寒湿邪侵袭的能力比一般没经过体育锻炼者强得多。

（2）避免风寒湿邪侵袭。春季正是万物萌发之际，也是类风湿关节炎的好发季节，所以，要防止受寒、淋雨和受潮，关节处要注意保暖，不穿湿衣、湿鞋、湿袜等。夏季暑热，不要贪凉受露，暴饮冷饮等。秋季气候干燥，但秋风送爽，天气转凉，要防止受风寒侵袭。冬季寒风刺骨，注意保暖是最重要的。

（3）注意劳逸结合。饮食有节、起居有常，劳逸结合是强身保健的主要措施。临床上，有些类风湿关节炎患者的病情虽然基本控制，处于疾病恢复期，往往由于劳累而重新加重或复发，所以要劳逸结合，活动与休息要适度。

（4）保持正常的心理状态。有一些患者是由于精神受刺激，过度悲伤、心情压抑等而诱发本病的。而在患了本病之

风湿病的治疗与调养

后，情绪的波动又往往使病情加重。这些都提示精神（或心理）因素对本病有一定的影响。因此，保持正常的心理状态，对维持机体的正常免疫功能是重要的。

（5）预防和控制感染。有些类风湿关节炎患者是在患了扁桃体炎、咽喉炎、鼻窦炎、慢性胆囊炎、龋病（龋齿）等感染性疾病之后而发病的。人们认为这是由于人体对这些感染的病原体发生了免疫反应而引起本病的。所以，预防感染和控制体内的感染病灶也是重要的。

为什么预防风湿病要注意营养均衡

风湿病和营养的关系，多年来一直是医务工作者和风湿病患者所关心的问题。过去一般认为饮食治疗除了对痛风（如低热量、低嘌呤饮食）和骨性关节炎（减轻体重）等有效外，对一般风湿病无效。但现已发现，饮食和风湿病的发生可能存在着一定的关系。

合理的饮食对于维持正常的免疫功能具有重要的意义，营养失衡对免疫系统的功能会产生影响。许多的研究也探讨了食物过敏和风湿病的相关性，食物成分（如鱼油、夜樱草油）对风湿病的治疗作用及食物排除疗法对风湿病的疗效。现在认为饮食治疗对一部分患者具有缓解症状的作用。一些饮食可导致风湿病的复发或加重。但尚不能证明特殊的饮食缺乏或某种营养素的缺乏，与风湿病的发病有关。

为什么少吃"红肉"可防止关节炎

英国研究人员最近研究发现,大量吃红肉(指牛、羊、猪肉)会增加患风湿性关节炎的危险。不久前,医学专家对生活在欧洲的 2.5 万人进行了调研,结果表明,那些常吃红肉的人患风湿性关节炎的危险,是很少吃红肉人的 2 倍。那些大量摄取蛋白质者——包括其他的肉类以及植物蛋白质,患风湿性关节炎的危险虽然同样较高,但单纯摄取脂肪似乎不会增加患该病的风险。

风湿性关节炎是一种自身免疫性疾病,是由人体的免疫细胞错误地对健康关节进行攻击造成的,摄取的红肉中富含的胶原成分可能会导致胶原过敏,于是人体就产生了抗胶原的抗体。

研究人员对志愿者的资料进行了分析。这些志愿者每周每日都吃比较精细的食物,取血样化验可确认他们大多数都吃了含有各种营养成分的食物。研究人员对这些志愿者进行了 10 年以上的跟踪调查。调查结果显示,约有 35 人患了风湿性关节炎,而这些风湿性关节炎患者很少吃富含维生素 C 的食物。

研究人员认为,吃红肉的同时会吃下添加剂甚至是感染因子,大量吃红肉可能就是导致关节炎的危险因素。

怎样预防风湿性腰痛

风湿性腰痛最主要的症状是腰痛,腰部发沉,像有重物下坠,劳累后或阴雨天加重,晴天或气候温暖时好转;腰部前

风湿病的治疗与调养

俯后仰活动受限制,不能长时间坐立;易疲劳乏力,全身酸懒沉重,患部怕冷。

风湿性腰痛是由于腰部遭受风寒湿邪的侵袭,导致血脉痹阻,运动不畅,从而引起腰部酸胀、麻木不仁等临床症状。

现代医学认为本病的发生,与疲劳、受寒和潮湿有关,如久居湿地,劳累后受风冒雨,不及时更换湿衣,夏秋季节睡觉不盖被子受风寒等。久而久之,可使受累的组织变性,造成缠绵难愈的慢性腰痛。风湿腰痛好发于肌肉、筋脉、韧带、脂肪和皮下组织。

本病一般病程长,缠绵难愈,所以除了需要持之以恒坚持推拿治疗外(坚持治疗2~3个月或更久为好)。同时应注意祛除病因,如不可久居寒冷潮湿的环境;出汗时要及时擦干,特别是游泳和洗澡后,患部要擦干保暖。此外,平时利用零散时间搓热手掌后摩擦腰部,也是一种行之有效的保健方法。

怎样通过地中海式饮食来预防关节炎

最近希腊科学家研究发现,地中海式饮食能够降低类风湿关节炎的发生。

居住于雅典地中海一带的民众,他们的饮食中含有大量的橄榄油、各种青菜、水果与鱼类。根据雅典大学医学院调查,民众如果能长期坚持食用这些地中海式的饮食,发生类风湿关节炎的机会就会大大降低。

与过去研究结果有些不同的是,该研究并未发现吃鱼多的居民类风湿关节炎就会降低的情况:过去曾有研究指出,吃鱼油能够降低类风湿关节炎的发生。研究人员推论，可能是地中海地区的鱼并非富含 $\Omega-3$ 脂肪酸的深海鱼类，而是浅海鱼类。浅海鱼的 $\Omega-3$ 脂肪酸含量较低，但是地中海饮食中的橄榄油也含有多元不饱合脂肪酸，和深海鱼类有相似的效果。

根据过去研究，地中海式饮食多青菜、多橄榄油的饮食习惯，还能预防心脑血管疾病、癌症和老年记忆丧失等。

生活中应怎样预防类风湿关节炎的发生

（1）注意保暖、避免受寒、受潮。中医认为，风寒湿是本病的重要发病诱因，大多数患者受天气变化等刺激而关节肿胀，往往使平时处于稳定期的患者前功尽弃。勿用冷水洗衣物及洗澡次数应减少。

（2）饮食调养。类风湿关节炎患者长期慢性消耗，常有低热、肌肉萎缩、贫血等症状，以及蛋白质和维生素不足等。故应增加优质蛋白质和高维生素食物及钙剂的摄入。而茶、咖啡、柑橘类水果及羊肉、狗肉等温热食物、油炸食物，可能会加重病情，应禁用。同时应多吃含钙、含锌多的食物，如葡萄干、芝麻、松子、核桃、猪肝、排骨等食物。

（3）强健体魄，尽量避免感冒，预防细菌感染。因为这些因素会引发病情加重，一旦感冒或感染，应积极对症治疗。

平时怎样预防风湿痛

（1）注意保暖、防潮。内衣汗湿后应及时换洗，被褥要勤晒；寒冷潮湿的气候和环境、冷水的不断刺激，都可诱发风湿病发作或使病情加重；天气变化时，加强防寒保暖，尽量不接触冷水，切忌风吹受寒或雨淋受湿。应穿长袖长裤睡觉，不宜用竹席、竹床，要注意保暖不受凉。

（2）注意用护套保护好关节部位，避免直接吹风，预防感冒。

（3）天阴下雨时，应少外出活动；在无风且阳光充足的天气，多在户外晒太阳，并开窗通风，以通气祛湿。多晒太阳，时间宜选择上午 9～11 时，和午 3～17 时。空腹及饭后不宜立即进行日光浴，饭后 1 小时进行日光浴较好。

（4）食物宜丰富，要吃富含蛋白质的食物如鸡蛋、瘦肉、大豆制品，宜多吃富含维生素 C 的蔬菜水果。风湿活跃期，关节红、肿、热、痛时，要忌吃辛、热、燥火的姜、辣椒、葱、羊肉、狗肉类食物。

夏季预防风湿病要注意哪些事项

夏季天气炎热，气候变化多端，且多雨、潮湿、闷热，稍有不慎极易诱发风湿病。因此，专家提醒，夏季防治风湿病应注意以下事项：

（1）防中暑、暴晒。夏季天气潮湿、闷热，要注意防止中暑；夏天强烈的紫外线照射，容易诱发系统性红斑狼疮。系统性红斑狼疮的患者男女比例约为 1：10，因此女性更要注意。

（2）尽量避免雨淋。夏季晴、雨天气变化无常，尤其南方地区，雨量较大，应尽量避免雨淋。特别在工作劳累，或是剧烈运动后，要尽量避免雨淋，切忌直接洗凉水浴。

（3）注意防范潮湿。避免长期在潮湿的环境下工作或居住。夏季多雨、潮湿,风湿病患者的居室最好具备向阳、通风、干燥等条件。天晴时宜打开窗户以通风祛湿,床上被褥也应经常在太阳下曝晒以去潮气。

（4）注意防范风寒。夏季天气炎热、酷暑难当时,切不可贪图凉快睡在迎风之处,也不可直接睡在水泥地上,或露宿达旦,或睡中以风扇、空调直接吹拂,以防凉风侵入经脉影响筋骨。

（5）注意饮食宜忌。夏季天气炎热、酷暑难当,不要贪凉而暴饮冷饮;饮食宜清淡、可口、易消化,忌生冷、滑腻及辛辣刺激性食物;另外,还要注重补养。

（6）积极治疗调养。夏季,人体皮肤、毛发、腠理疏松,血管充盈,新陈代谢旺盛,且大多数患者病情相对稳定,关节疼痛、肿胀等变化不如秋冬、冬春季节变化明显,是治疗风湿病的较好时机,应积极治疗调养。

处于更年期的女性应怎样预防风湿病

许多更年期女性由于调整不适,心情烦躁,周身烘热,常常单衣薄衫,贪凉喜露,更有甚者汗出当风,在机体免疫功能下降的基础上,又为寒湿所侵,导致寒湿痹阻于经络,气血运行不畅,从而产生类风湿关节炎等风湿病,给生活与工作带来极大的不便。因此,更年期女性要积极预防风湿病的发生。那么,更年期女性怎样才能避免患风湿病呢? 应做到以下几点:

（1）保持情绪稳定、心情愉快,劳逸结合,积极参加体育锻炼。

（2）提早服用减轻更年期症状和调节内分泌的药物，如更年安、六味地黄丸、谷维素等。也可以在医生的指导下，服用小剂量的雌激素。

（3）注意防寒、防风、防湿，如出汗、衣服潮湿后可用干毛巾擦干，切忌吹风或用湿毛巾擦拭，以防寒湿内侵，伤及机体阳气。

（4）注意饮食调理，做到不偏食，注意蛋白质、豆制品及蔬菜等食物的摄入，最好每日喝牛奶或豆浆 250 ~ 500 毫升，如果已有四肢关节疼痛，在此期间则应少吃或不吃会使病情加重的食物，如茄子、南瓜、土豆、番茄，以及辛辣、海味等。

（5）如发生四肢关节疼痛等风湿病症状，须及时治疗，最好用中药调理。激素类药物如泼尼松、地塞米松、醋酸泼尼松龙等最好不用，如必须用，也应根据病情及时减停；也可服用非甾体类药物如吲哚美辛（消炎痛）、萘普生、肠溶阿司匹林等，以减轻症状，改善病情。

怎样避免儿童发生风湿热

（1）加强儿童的体格锻炼。增强小儿抵抗力，防止呼吸道感染。

（2）力所能及地改善居住环境。要达到阳光充沛，避免寒冷、潮湿。

（3）及时与彻底地预防和治疗链球菌感染。对急性溶血性链球菌所引起的咽峡炎、淋巴结炎、上颌窦炎以及猩红热等应给以足量的青霉素治疗。每日 2 次肌内注射，每次 40

万～80万单位,一般应维持10～14天。炎症未完全消退或咽拭子培养持续阳性者,必要时可适当延长注射时间。如对青霉素过敏者,可用磺胺嘧啶或红霉素等。

(4)注意预防复发。 第一次发病年龄愈小,复发率就愈高,12岁以后患病复发明显减少。

复发多发生在第一次发病后的5年内,故在12岁前初发5年内预防更为重要。可在每年冬季及猩红热流行时应用长效青霉素,每月1次90万～120万单位,肌内注射,或口服青霉素片20万单位/次,每日3次,或磺胺嘧啶0.5克/次,每日2次,或周效磺胺每次15～20毫克/千克体重,每6～7日1次。用磺胺药期间定期复查血、尿常规。

(5)去除病灶。如龋病(龋齿)、扁桃体炎,中耳炎等。风湿病患儿需摘除扁桃体者,手术应选择在静止期进行,手术前3日及术后2周均应注射青霉素。拔牙前后亦应注射青霉素2～3日。 以防诱发风湿活动或发生亚急性细菌性心内膜炎或败血症。

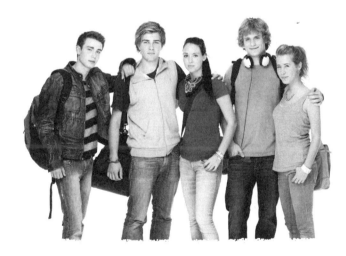

青少年怎样避免患风湿热

风湿性关节炎属变态反应性疾病,是风湿热的主要表现之一。多以急性发热及关节疼痛起病，典型表现是轻度或中度发热、游走性多关节炎，受累关节多为膝、踝、肩、肘、腕等大关节，常见由一个关节转移至另一个关节，病变局部呈现红、肿、灼热、剧痛，部分患者也有几个关节同时发病，不典型的患者仅有关节疼痛而无其他炎症表现，急性炎症一般于2～4周消退，不留后遗症，但常反复发作。那么，青少年该如何做好类风湿疾病的防治？

具体要从以下几方面做起：

（1）普及类风湿病的基本知识，从生活中做好预防工作。合理安排生活作息时间，提供丰富膳食营养，加强体育锻炼，以增加机体抵抗力。

（2）学校教学用房和青少年宿舍，应尽量安排在空气清新、阳光充足的地方，防止潮湿和阴暗。

（3）患有各种 A 型溶血性链球菌感染症状时，要抓紧时间治疗；急性发热期可考虑使用青霉素或红霉素等，并持续用药 1 周左右，以治愈彻底并预防风湿病发生。

对于有风湿病史或已有心瓣膜疾患的青少年，则宜采取以下措施：进行系统的追踪观察，防止风湿活动复发；并应抓紧治疗诸如龋病（龋齿）等慢性感染灶。

风湿病患者应怎样保护全身关节

（1）保持正确姿势，避免关节处于变形位置。无论在睡眠、走路或坐下，都要保持良好的姿势。拧瓶盖时，应以掌心加压力来拧，不要只用手指拧。坐下时，双足应平放在地上，膝关节不要过分屈曲。

（2）适时调整姿势，避免关节长时间保持一个动作。如在适当时候坐下来休息，不要长时间站立。坐下时，应经常变换坐姿、转换双脚位置，舒展下肢筋骨，或起来走动一下。应避免手指长时间屈曲，如写字、编织、打字、修理时，应不时停下来休息，舒展一下手指。

（3）尽量使用较大和有力的关节。关节发炎时，会变得不稳定，更容易受损伤。用力的时候，细小的关节如手指关节就更易出现变形。因此，在日常生活中，患者应尽量利用较大和有力的关节；提重物时，尽量不用手指而用手臂和肘关节来支撑重量。

（4）留意关节的疼痛。活动时感到关节疼痛，应立即停止活动，检查活动方法是否不当。

（5）减少工作和日常生活的体力消耗。如家里物品的放置应科学合理，轻便和不常用的物品放在高处，常用物品放在伸手可及的地方，笨重和不常用的物品放在柜子的下面。安排好工作的程序。尽量使用工具，以减少弯腰、爬高、蹲低的机会，搬动物品多使用手推车，以节省体力。

（6）注意工作与休息的平衡，并根据病情调整。如关节炎加剧时，应增加休息时间。

预防强直性脊柱炎应注意哪些问题

强直性脊柱炎的病因虽未彻底弄清，但大多认为与遗传、感染、免疫、环境等因素有关。所以如果发现与自己血缘关系较近者中，有驼背、板状背等变化的，而本人又是HLA-B27阳性者，则应特别警惕患上强直性脊柱炎。当然，单纯的本病多发于男性中,且20~30岁是高发期。在这一人群中,如果HLA-B27阳性虽不一定就是患上了强直性脊柱炎,但这类人群应积极预防肠道、泌尿系统感染等。一旦出现上述疾病,应积极进行抗感染治疗,防止诱发强直性脊柱炎。环境因素也是不可低估的诱因,因此这类人群在日常起居中一定要慎防风湿寒邪,四季都要注意保暖,并且增强机体免疫功能。此外,身体虚弱不足,或因情志、饮食、劳倦、内伤而导致气血虚弱,也易患此病。也就是说,风寒湿邪及一些感染源虽然是致病因素,但如果一个人机体抵抗力增强,就不一定能患此病。反之,一旦风寒湿邪过盛,便可入侵经络、筋脉,导致气血不通而发病。

因此,日常还应注意积极锻炼身体,并以良好的心态正确对待生活。不要因自己属于强直脊柱炎患病的高危人群,就忧心忡忡,消极生活。

预防骨性关节炎应注意什么

在各种关节疾患中,以骨关节炎最为常见。大量医学研究表明,20~30岁时人的关节即开始发生退变,伴随关节软骨基质的降解,软骨细胞则开始发生退化。骨关节炎的发生是随着年龄的增长出现的人体生理功能下降的结果。因此,骨科专家提醒大家,预防骨关节炎的发生,保持正常的关节功能应从青年开始。从这一时期就要爱护关节、珍惜关节。骨关节炎的预防策略分为三级:

(1)早期。应着眼于让健康人保持健康的状态,防止疾病的发生。专家认为,有效减肥是预防骨关节炎发生的策略之一。饮食上，应吃含维生素丰富的食物；三餐要吃八分饱，可控制体重，减轻关节负荷。另外，适当运动也有助于减轻体重。在运动前应做准备活动，运动时应掌握正确的方法，并根据身体情况做适量活动，最好不做剧烈的活动，防止关节过度劳累。

（2）中期。预防的重点在于早期发现患者，阻止疾病的进展。骨关节炎的早期症状是关节局部疼痛，并有活动痛感加重、休息减轻的特点，可伴有腿软欲跌倒的感觉，有时还有绞痛现象。随着病情的发展，疼痛逐渐加重并呈持续性，关节活动受限，最后发生变形。关节外伤如半月板的损伤、错误的锻炼方法等，均可造成创伤性骨关节炎。因此，在活动时如发生外伤，应及时到医院检查治疗，防止造成进一步损伤。造成骨关节炎还有一些其他疾病，如类风湿关节炎、滑膜炎等，应尽早治疗原发病，以防关节造成严重损坏。

（3）晚期。预防要阻止关节功能障碍、减轻患者痛苦和给予相应的临床治疗。50岁以上的女性应用雌激素可预防骨关节炎的发生，平时加强肌肉的力量，进行股四头肌的锻炼有助于保持膝关节的稳定性，有氧运动可以减缓功能障碍的发生，控制饮食和维生素D加钙疗法也是有效的预防策略。

发现风湿病及早就医有什么好处

当身体健康情况有变化或感到身体某一部分有异常状况出现时，应尽早就医，这是保护身体健康的要点。如果出现关节、肌肉、筋骨等酸、麻、肿、重、痛等风湿病症状，尤应及早就医，进行检查、诊断，及早治疗。据有关资料报道：假如

风湿病的治疗与调养

发病头 2 年内治疗不当,90％的关节损伤将在此期发生,大约 30％的患者最后可引起关节残疾, 或引起其他的并发症。这就是说, 早发现、早诊断的最大意义就是要进行早期合理有效地治疗, 最大限度地控制病变进一步发展, 防止关节损伤、残疾, 在治疗上起到事半功倍的效果。

风湿病患者
饮食调养方案

　　风湿病患者宜食用高蛋白质、高维生素及容易消化的食物。另外，在烹调及营养搭配上也要用心且科学，尽可能使患者摄入足够的营养来满足机体的需要。

家庭调养主食制作

◈ 芝麻鸡茸煎包

用料：鸡肉 500 克，芝麻 30 克，花生油 300 克，面粉 1000 克，发酵粉 10 克，水淀粉 20 克，高汤 200 克，葱花、姜末、精盐、鸡精、料酒、胡椒粉、生抽各适量。

制法：

① 把鸡肉洗净，剁成茸，放入盆中，加入精盐、鸡精、姜末、葱花、料酒、胡椒粉、生抽、花生油（15 克）、水淀粉、高汤，迅速搅匀。面粉用温开水和成面团，加入发酵粉发酵。黑芝麻放入锅中，炒香盛出。按常法做成包子，蘸上黑芝麻。

② 平底锅置中火上，加入花生油，烧至七成热，把包好的包子放入锅中，加入适量的清水，盖上锅盖，煎熟即可。

功效：补益肝肾，舒筋活络。适用于心肾虚弱；证见腰痛乏力等症。但滑肠者应慎食。

◈ 桑枝鸡肉云吞

用料：桑枝 60 克，鸡肉 100 克，鸡蛋 1 个，面粉 150 克，胡椒粉、精盐、鸡精、水淀粉各适量。

制法：把桑枝洗净，用开水烫后捞出，剁碎。鸡肉洗净，剁成肉泥，加入胡椒粉、鸡蛋清、水淀粉、精盐、鸡精及 50 毫升清水，搅

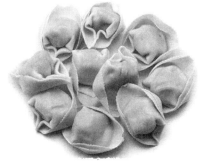

匀成馅。面粉中加入 40 毫升清水,和成面剂。如常法包成云吞,入开水锅中煮熟即可。每次吃 10 个,连续吃 7 日。

功效:祛风散寒,利关节。适用于风湿性关节炎四肢酸痛、麻痹、颈部强痛及慢性劳损等症。

◈ **首乌牛肉饺**

用料:何首乌 100 克,牛肉 100 克,女贞子 15 克,面粉 150 克,高汤 300 克,青菜 50 克,葱花、姜末、精盐、鸡精、香油、胡椒粉各适量。

制法:

① 把何首乌浸润后洗净,切碎。女贞子切碎。牛肉剁碎,放入盆中,加入精盐、胡椒粉、鸡精、香油、何首乌、女贞子、葱花、姜末,拌匀成馅。面粉中加入温水 50 毫升,和成面剂。如常法包成饺子。

② 高汤倒入锅中,用大火煮沸,放入青菜煮熟,下入饺子煮熟,用精盐、鸡精调味即可盛出。

③ 每次吃 10 个,连续吃 7 天。

功效:补益肝肾,滋阴乌发。适用于肝肾不足、精血虚损所引起的腰酸腿软、风湿腿痛等症。

◈ **巴戟羊骨面**

用料:巴戟天 15 克,羊骨 200 克,面条 100 克,番茄 30 克,葱花、精盐、鸡精、香油各适量。

制法:把巴戟天洗净、用刀拍松,羊骨敲碎。锅内加入 800 毫升清水,用大火煮沸后加入巴戟天、羊骨,煮 50 分钟,下入面条、番茄,煮至熟,用精盐、鸡精、香油调味,撒上葱花即可。可做主食,连食 7 天为 1 个疗程。

功效:健肾壮骨。适用于风湿麻痹引起的腰脊转动不利、腰膝无力等症。阴虚火旺者忌食。

◈ **续断羊肾猫耳面**

用料:续断 15 克,羊肾 1 个,红枣 4 枚,面粉 100 克,高汤 600 毫升,西红柿 1 个,葱花、精盐、鸡精、香油各适量。

制法:

① 把续断洗净,切成段。红枣洗净,去核。羊肾去白膜,切成花状。西红柿用开水稍烫后去皮,切成块。面粉中加入清水 30 毫升,和匀成团,揪成拇指大的块,做成猫耳状,撒上干面粉。

② 锅内加入高汤,用大火煮沸后,加入羊肾煮熟,下入猫耳面、西红柿煮至熟,用精盐、鸡精、香油调味,撒入葱花即可。

功效:补肾强身,益筋骨。适用于肾虚腰痛、风湿足膝痿弱、跌打损伤等症。

◈ **木瓜蛇肉包**

用料:木瓜 100 克,乌蛇 1 条,茯苓 100 克,葱末、姜末、料酒、精盐、鸡精、白糖、香油、面粉、碱各适量。

制法:

① 把面粉和成面团。木瓜洗净,去皮,剁成泥。茯苓洗净,晒干,研成粉。

② 乌蛇去皮、内脏,洗净,放入砂锅中,加入适量的清水、料酒,煮开 2~3 次,去骨取蛇肉。蛇肉剁成泥状,与木瓜、茯

177

苓混合,调入调料拌匀成馅,用面团包成包子,蒸熟即可。

功效:祛风化浊,通络止痛。适用于风湿性关节炎、类风湿关节炎等症。

◈ 淮山杞鹿尾米粉

用料:山药 15 克,枸杞子 15 克,鹿尾巴 1 条,米粉条 100 克,高汤 1000 克,葱花、精盐、鸡精、香油各适量。

制法:

① 把山药润透,枸杞子浸泡后洗净,鹿尾巴洗净,切成段。

② 锅内加入高汤、山药、枸杞子、鹿尾巴,用大火烧沸,转用中火煮 80 分钟,下入米粉条煮熟,用精盐、鸡精、香油调味,撒上葱花即可。

③ 可做主食,连食 7 日为 1 个疗程。

功效:补肾,壮阳,益精。适用于风湿麻痹造成的腰痛疲乏、腿膝无力、关节冷痛等症。

◈ 苁蓉海参鸡蛋面

用料:肉苁蓉 20 克,海参 150 克,鸡蛋 1 个,红枣 4 枚,面条 100 克,葱花、精盐、鸡精、香油、黄油各适量。

制法:

① 把肉苁蓉洗净,切成片,红枣洗净,去核。用黄油把鸡蛋煎成荷包蛋。海参洗净,切成条状。

② 锅内加清水 800 毫升,用大火烧沸后,下入肉苁蓉、红枣煮 50 分钟,放入海参、面条煮至熟,用精盐、鸡精、香油调味,撒上葱花即可。

③可做主食,连食 7 日为 1 个疗程。

功效:补肾益脾,养血润燥。适用于风湿引起的腰腿无力、筋骨挛痛等症。实证、热证、感冒患者忌食。

家庭调养菜肴制作

◈ 核桃仁炒韭菜

用料:核桃仁 100 克,韭菜 200 克,精盐、鸡精、胡椒粉、花生油各适量。

制法:核桃仁洗净,用温油滑熟,捞出沥油。韭菜洗净,切成段。锅置旺火上,放入花生油烧至五成热时,下入韭菜、核桃仁、精盐、鸡精、胡椒粉快速炒熟,起锅装盘后即可食用。

功效:祛风湿,暖腰膝,强筋骨。适用于老年性关节炎、风湿性关节炎。

◈ 沙苑子炒藕片

用料:莲藕 350 克,沙苑子 10 克,精盐、味精、胡椒粉、花生油各适量。

制法:莲藕去皮,洗净,切片。沙苑子洗净。炒锅置旺火上烧热,倒入花生油烧至五成熟,放入藕片、沙苑子、精盐、味精、胡椒粉快速炒熟。

功效:祛风湿,暖腰膝,强筋骨。适用于湿邪痹阻型风湿病。

风湿病的治疗与调养

◈ **当归川芎茶鸡蛋**

用料：鸡蛋 10 枚，当归 15 克，川芎 15 克，茴香 10 克，红茶 10 克，精盐、鸡精、酱油各适量。

制法：把鸡蛋外壳洗净，放入锅中，加入适量的水，煮熟后取出，去掉蛋壳，再放入锅中，加入当归、茴香、川芎、红茶、精盐、鸡精、酱油，用大火煮沸，用小火煮 30 分钟，放置一夜，次日再煮沸即可。上、下午各吃 1 枚。

功效：补气益血，温经通络。适用于强直性脊柱炎、增生性脊柱炎等属气血亏虚伴有瘀血阻滞型痹证。

◈ **牛膝龟龄膏**

用料：牛膝 25 克，龟版 500 克，巴戟天 25 克，红糖 50 克，黄酒适量。

制法：

① 把牛膝、巴戟天洗净，用小火焙干，磨成细粉。龟版用黄酒浸泡半小时，取出捣碎；红糖加水，溶化。

② 把 1000 毫升清水倒入锅中，放入牛膝、龟版、巴戟天，用大火煮沸，转用中火煮 2 小时，待龟版完全溶化后，搅匀，用纱布过滤，倒入碗中，放入冰箱中，冻成果冻状，加入红糖水即可。

③ 每日 1 次或 2 次，每次 100 克。

功效：补肾益精，强壮腰膝。适用于肾气不足、精血亏损、腰膝酸软、头晕耳鸣等症。大便溏泄者忌食。

◈ **龙马烧仔鸡**

用料：公鸡仔 1 只，海马 6 克，海龙 6 克，高汤 500 克，葱、姜、精盐、味精、料酒、酱油、植物油各适量。

制法：

① 公鸡仔宰杀后，去毛、去内脏，剁成块，入沸水锅中氽去血水。海马、海龙洗净，用料酒浸透。生姜洗净，刮皮，切片。葱洗净，切成段。

② 将炒锅置旺火上烧热，加入花生油，油温至七成热时，放入葱、姜爆香，下入鸡块翻炒至锅内的水分渐干时，倒入酱油，翻炒至鸡块完全上色，放入海马、海龙、料酒，倒入高汤，用旺火烧沸，撇去浮沫，转用文火煮40分钟，将汤汁收浓，调入精盐、味精，即可食用。

功效：温肾壮阳，散结消肿。适用于风湿病关节肿大、发冷疼痛、腰痛乏力等症。

◈ **砂仁烧鹌鹑**

用料：鹌鹑6只，砂仁15克，小茴香20克，肉桂10克，高汤500克，葱、姜、精盐、鸡精、料酒、酱油、胡椒粉各适量。

制法：

① 将鹌鹑宰杀后，去毛及内脏，入沸水锅中氽去血水，剁成块。葱切段，姜切片。

② 炒锅内加入花生油，置旺火上烧热，先放入姜、葱爆香，再放入鹌鹑爆出油，倒入酱油，鹌鹑肉上色后，放入砂仁、肉桂、小茴香、料酒、高汤煮沸，调入精盐、鸡精、胡椒粉，用小火煮1小时，汤汁收浓即可。

功效：祛风除湿，温肾散寒，行气止痛。适用于风湿疼痛、腰痛乏力者。

◈ **首乌烧牛筋**

用料：何首乌 20 克，牛膝 30 克，水发牛筋 300 克，陈皮 6 克，高汤 500 克，葱、姜、精盐、鸡精、料酒、酱油、胡椒粉、花生油各适量。

制法：

① 首乌用清水洗净，切成片。牛膝洗净切段。陈皮切成丝。牛筋在沸水中氽过，取出切段。姜切片，葱切段。

② 炒锅内加入花生油，置旺火上烧热，下入葱、姜爆香，再下入牛筋爆出油，倒入酱油，放入首乌、牛膝、陈皮、料酒，高汤煮沸，调入精盐、鸡精、胡椒粉，用小火煮约 2 小时，待汤汁收浓即成。

功效：补肾益精，强筋健骨。适用于虚劳形瘦，肝肾不足，精血亏虚，证见腰酸脚软、肌肤麻木、肢体乏力和产后血虚之下肢痿软、头晕乏力等。

◈ **巴戟天烩牛鞭**

用料：鲜牛鞭 1 条，巴戟天 15 克，仙茅 15 克，高汤 500 毫升，葱、姜、精盐、鸡精、料酒、酱油、胡椒粉、花生油各适量。

制法：

① 巴戟天、仙茅洗净。牛鞭从中间剖开，去掉尿腺，洗净，切成段，在沸水中氽去血水，捞出。生姜洗净，刮去姜皮，切片。葱洗净，切成段。

② 炒锅置火上，注入花生油烧热，放入葱、姜爆香，再放入牛鞭煸炒，倒入酱油，待牛鞭上色后，放入巴戟天、仙茅、料酒，加入高汤煮沸，调入精盐、鸡精、胡椒粉，再煮 60 分钟，收浓汤汁后即可食用。

功效：祛风止痛，补肾强腰。适用于风湿疼痛、腰膝酸软等症。

◈ 尖椒黄豆烧猪肉

用料：红尖椒30克，干菜200克，黄豆100克，猪肉750克，姜片、料酒、精盐、鸡精、白糖各适量。

制法：黄豆用清水泡4小时。把红尖椒洗净，切成末。猪肉洗净，剁成块。干菜洗净，切碎。猪肉放入锅中，加入适量清水、姜片，用大火烧沸，撇去浮沫，加入料酒，煮开1～2次，放入红尖椒、干菜、黄豆，调入白糖、精盐，烧沸后转用小火，煨至猪肉、黄豆烂熟，加入鸡精即可。

功效：温经通络，补益气血。适用于风湿性关节炎属气血亏虚之痹证。

◈ 麻辣豆腐肉末

用料：豆腐250克，猪瘦肉50克，葱末、姜末、蒜泥、食用油、辣椒粉、花椒粉、精盐、料酒、胡椒粉各适量。

制法：

① 把豆腐洗净，切成块。猪瘦肉洗净，剁成肉泥，加入葱末、姜末、蒜泥、精盐、料酒，拌匀。

② 锅内注油烧热，下入辣椒粉、花椒粉，稍炒后加入肉汤，炒至将熟时，加入豆腐、精盐及适量的清水，烧沸1～2次后，撒入胡椒粉即可。

功效：温经散寒，通络止痛。适用于寒盛型风湿性关节炎等。

◈ **雪里蕻尖椒炒肉丝**

用料：雪里蕻 100 克，红尖椒 1 个，猪瘦肉 50 克，姜丝、食用油、精盐、鸡精、料酒各适量。

制法：雪里蕻洗净，切碎，入油锅中爆炒后盛出。猪瘦肉洗净，切成丝，加入料酒、精盐、鸡精腌 10 分钟。红尖椒洗净，切成丝，与姜丝入油锅中，翻炒后加入肉丝，稍炒后加入雪里蕻，炒至熟，调入鸡精即可。

功效：温阳散寒，除湿益筋。适用于退行性骨关节炎患者。

◈ **牛膝蹄筋**

用料：牛膝 10 克，蹄筋 100 克，鸡肉 500 克，火腿肉 50 克，蘑菇 25 克，葱、姜、精盐、鸡精、黄酒、胡椒各适量。

制法：

① 将牛膝洗净，切成斜刀片。蹄筋放入大碗内，加清水适量，上笼蒸约 4 小时，蒸至蹄筋酥软时取出，用冷水浸泡 2 小时，剥去外层筋膜，洗净。火腿肉洗净，切成丝。蘑菇水发后，切成丝。葱切段，姜切片。蹄筋涨发后，切成长节。鸡肉切成小方块。

② 将蹄筋、鸡肉放入碗中，牛膝片摆在鸡肉上，火腿丝、蘑菇丝拌匀后撒在周围，葱段、姜片放入碗中，调入精盐、鸡精、料酒、胡椒粉，上笼蒸约 3 小时，待蹄筋酥烂后即可出笼，拣去葱、姜，再调好口味即成。

功效：祛风湿，强筋骨。适用于寒盛型风湿性关节炎。

◉ **枣豆烧腩肉**

用料：黑豆 100 克，猪腩肉（五花肉）800 克，北芪 25 克，党参 25 克，红枣 4 枚，高汤 500 克，葱、姜、精盐、鸡精、酱油、料酒、花生油各适量。

制法：

① 将黑豆炒至豆衣裂开，用清水洗净，沥干水分，然后浸泡 2 小时。生姜洗净，用刀刮去姜皮，切成片。红枣洗净，去核。北芪、党参洗净，润透，切成段。

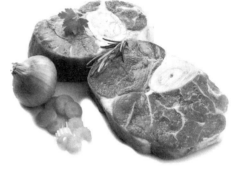

② 炒锅内加入花生油，置旺火上烧热，放入葱、姜爆香，下入猪腩肉爆出油，倒入酱油，待猪腩肉上色后，放入黑豆、红枣、北芪、党参、料酒、高汤煮沸，调入精盐、鸡精，再煮 1 小时，待汤汁收浓即可。

功效：祛风除湿，补血益脾，行气温经。适用于风湿疼痛、腰痛乏力。

◉ **茴香爆猪腰**

用料：猪肾（猪腰）2 个，大茴香 5 克，生姜、葱、精盐、鸡精、料酒、酱油、胡椒粉、水淀粉、花生油各适量。

制法：

① 将猪肾剖开洗净，去臊腺，切成花，放入碗中，加入酱油、料酒、水淀粉腌渍。大茴香洗净，泡软。葱切段，姜切片。

② 炒锅内加入花生油、置旺火上烧热，先放入大茴香、葱、姜爆香后，再放入猪肾迅速翻炒断生，调入精盐、鸡精、胡

椒粉,翻炒片刻即成。

功效:祛风散寒,温肾止痛。适用于风湿痹痛。

◈ **狗脊烧猪尾**

用料:狗脊 30 克,猪尾 1 条,枸杞子 10 克,高汤 500 毫升,葱、姜、精盐、鸡精、酱油、料酒、胡椒粉、花生油各适量。

制法:

① 将狗脊用清水洗净。猪尾洗净,切成段。生姜洗净,刮去姜皮,切片。葱洗净,切成段。枸杞子洗净。

② 炒锅置火上,注入花生油烧热,下入葱、姜爆香,放入猪尾爆出油,倒入酱油,待猪尾上色后,放入狗脊、枸杞子、料酒、高汤煮沸,调入精盐、鸡精、胡椒粉,再煮 60 分钟,收浓汤汁后即可食用。

功效:祛风止痛,补肾强腰。适用于风湿疼痛、筋骨不健。

◈ **羊肉烧胡萝卜**

用料:羊肉 600 克,胡萝卜 300 克,生姜 3 片,桂皮 1 块,精盐、料酒、酱油、植物油各适量。

制法:将胡萝卜洗净,切成片。羊肉洗净切片,同生姜共入热锅中翻炒 5 分钟,加入精盐、料酒、酱油和少量冷水,焖烧15 分钟,盛入砂锅内,再加桂皮和冷水三大碗,旺火烧开后专用文火慢炖约 2 小时,至肉酥烂时离火。

功效:温胃补虚,祛风除寒,补中益气,壮阳补血。适用于虚寒型肠胃溃疡者、风湿性关节炎患者。

◈ **徐长卿爆羊肉**

用料：羊肉 250 克，徐长卿 15 克，葱、姜、香菜、精盐、鸡精、料酒、酱油、胡椒粉、水淀粉、花生油、香油各适量。

制法：

① 将徐长卿洗净切碎，水煎取汁，冷却后加入水淀粉、酱油、精盐、鸡精、胡椒粉调成味汁。羊肉洗净，切成片，用水淀粉、酱油、料酒、香油腌渍 30 分钟。姜切片，葱切段。香菜洗净，切成段。

② 炒锅置火上，注入花生油烧热，放入葱、姜爆香，下入羊肉片，待羊肉片断生后，倒入味汁调匀，撒入香菜后即可食用。

功效：暖腰温膝，补肾强筋。适用于风湿疼痛、腰膝酸软、下肢乏力等症。

◈ **菟丝子烧羊排**

用料：羊排骨 800 克，菟丝子 20 克，肉苁蓉 25 克，高汤 500 克，葱、姜、精盐、鸡精、料酒、酱油、胡椒粉、花生油各适量。

制法：

① 羊排骨洗净，斩块，入沸水锅中氽一下。菟丝子洗净，捣成碎末。肉苁蓉浸酒一夜，取出切片。葱切段，姜切片。

② 炒锅内加入花生油，置旺火上烧热，放入葱、姜爆香，再放入羊排骨爆出油，倒入酱油，待羊排骨上色后，放入菟丝子、肉苁蓉、料酒，高汤煮沸，调入精盐、味精、胡椒粉，用小火再煮 1 小时，收浓汤汁即可食用。

功效：补肝肾，益精髓，强筋骨。适用于风湿疼痛、腰膝酸软、筋骨冷痛者。

◈ 芝麻拌兔丁

用料：兔肉 400 克，黑芝麻 30 克，葱、姜、香菜、精盐、味精、白糖、花椒粉、胡椒粉、辣椒油、酱油各适量。

制法：兔肉洗净，在沸水中煮熟后捞出，晾凉后切成丁，盛入大碗中。黑芝麻炒香。葱切花，姜切段。在盛兔肉的碗中加入各种调料，拌匀，撒上芝麻即可食用。

功效：补气养血，壮骨强体。适用于风湿病，证见神倦食少、腰膝酸软等。

◈ 桂圆山药烧鹿肉

用料：鹿肉 600 克，桂圆肉 20 克，山药 15 克，益智仁 10 克，高汤 500 毫升，葱、姜、精盐、鸡精、料酒、酱油、胡椒粉、花生油各适量。

制法：

① 将鹿肉洗净，切成块，放入沸水锅中氽去血水，捞出，沥干水分。山药洗净润透，桂圆肉、益智仁洗净，将上三药入药袋。葱切段，姜切片。

② 炒锅置火上，注油烧热，放入葱、姜爆香，下入鹿肉块爆出油，倒入酱油，待鹿肉上色后，放入药袋、料酒，倒入高汤煮沸，调入精盐、味精、胡椒粉，再用小火煮约 2 小时，取出药袋，收浓汤汁即可食用。

功效：温肾固精，强筋健骨。适用于风湿疼痛、腰腿无力等症。

◈ **山野豌豆烩鹿筋**

用料：鹿筋 200 克，山野豌豆 30 克，花生仁 150 克，高汤 600 毫升，葱、姜、精盐、鸡精、料酒、胡椒粉、水淀粉、鸡油各适量。

制法：

① 鹿筋洗净切段，在沸水中煮熟后捞出切段。山野豌豆去杂质，洗净，水煎取汁。花生仁浸泡 2 小时备用。葱切段，姜切片。

② 炒锅内注入鸡油，置旺火上烧热，下入葱、姜爆香，倒入药汁、高汤，放入鹿筋、花生仁、料酒煮沸后，调入精盐、鸡精、胡椒粉，煮 1 小时后，用水淀粉勾浓芡即可食用。

功效：祛风除湿，强筋健骨。适用于风湿疼痛、腰软乏力等症。

◈ **核桃焖蚕蛹**

用料：核桃仁 40 克，蚕蛹 200 克，高汤 300 毫升，葱、姜、蒜、精盐、鸡精、胡椒粉、花生油各适量。

制法：

① 蚕蛹洗净，核桃仁洗净。姜切片，葱切花，蒜切片。

② 炒锅置旺火上烧热，倒入花生油烧至五成热，放入姜、葱、蒜爆香，下蚕蛹翻炒片刻，加入核桃仁、高汤、精盐、鸡精、胡椒粉煮熟后，盖上锅盖焖 30 分钟，收浓汤汁后起锅装盘即可食用。

功效：祛风湿，强筋骨。适用于风邪痹阻型风湿病。

风湿病的治疗与调养

◈ 香酥乌蛇

用料：乌蛇 1 条,鸡蛋 2 个,葱末、姜丝、食用油、料酒、精盐、鸡精、胡椒粉各适量。

制法：把乌蛇去皮、内脏,洗净,切成段。与蛋清、料酒、葱末、姜丝、精盐、鸡精搅匀,腌 30 分钟。锅内注油烧热,下入蛇肉,炸至微黄,捞出,撒入胡椒粉即可。

功效；通络止痛。适用于类风湿关节炎,证见关节疼痛、畸形等。

◈ 五彩炒蛇丝

用料：熟蛇丝 250 克,浸发香菇 60 克,鲜笋肉 60 克,姜丝 10 克,韭黄 40 克,干米粉丝 12 克,鸡蛋 60 克,柠檬叶少许,芡汤 25 克,花生油 600 克,蒜泥、精盐、料酒、胡椒粉、湿淀粉、香油各适量。

制法：

① 将香菇、鲜笋、柠檬叶切成细丝。韭黄洗净,切成段。鸡蛋打入碗中,搅匀。将笋丝、香菇丝、姜丝下入沸水锅中煮一会儿。用芡汤、香油、精盐、胡椒粉、湿淀粉调成味汁。

② 炒锅置中火上,下花生油烧热,边下蛋液边用筷子搅动(使蛋不致凝结成团),约炸 4 分钟至蛋液成丝状、浮起后,倒入笊篱沥油,再用筷子拨散,凉后用洁净纱布包着,拧干油即成蛋丝。热油锅中下入干米粉丝,炸至松脆而洁白,倒入笊篱沥干油,放在碟中。

③ 锅留底油,下入蒜泥、姜丝、笋丝、香菇丝、蛇丝爆炒,再放入韭黄,调入料酒,用芡汤勾芡,淋上香油 20 毫升拌匀,取出放在炸粉丝上面,撒上柠檬丝,将鸡蛋丝放在四周即成。

功效：祛风活络,强筋健骨。适用于风湿性关节炎。

◈ **黄酒鳝鱼**

用料：粗大鳝鱼 4~6 条(每条 600 克以上),黄酒适量。

制法：将鲜鳝鱼去内脏、洗净,用适量黄酒浸透,挂起晾干,焙干研末,贮瓶中备用。每日 2 次,每次 12 克,黄酒 30~45 克,开水冲服,或调拌粥服。连续服用 2 个月为 1 个疗程。

功效：祛风痹,通血脉。适用于类风湿关节炎。

◈ **姜丝炒鳝鱼**

用料:鳝鱼 500 克,鲜生姜 30 克,葱段、精盐、鸡精、料酒、胡椒粉、食用油各适量。

制法：把生姜洗净,切成细丝。鳝鱼放入开水锅中,煮沸后捞出,除骨取肉切成丝。锅内注油烧热,放入姜丝、葱段爆香,加入鳝鱼丝,调入料酒、精盐、鸡精、胡椒粉,待鳝鱼丝熟透即可。

功效：祛风化湿,强筋壮骨。适用于强直性脊柱炎、增生性骨关节炎患者。

◈ **翠皮爆鳝丝**

用料：鳝鱼 1000 克, 西瓜皮 250 克, 芹菜 50 克, 泡辣椒 60 克,鸡蛋 2 个,姜、葱、蒜各 25 克,淀粉 40 克,植物油 250 克,精盐、鸡精、白砂糖、食醋、酱油、料酒、胡椒粉、香油各适量。

制法：

① 西瓜皮洗净后榨汁,用纱布过滤待用。鳝鱼洗净后,

剖开腹部,剔去骨,去内脏。芹菜洗净,切成末。泡辣椒切成斜口条。姜、葱、蒜洗净,切成丝。鸡蛋去黄留清。鳝鱼丝用精盐、淀粉、鸡蛋清、一半西瓜皮汁调匀浆好。用鸡精、料酒、酱油、白砂糖、淀粉和另一半西瓜汁兑成味汁。

②锅烧热后,加入植物油,待油六成热时,把鳝鱼丝下锅滑后入漏勺。

③原锅重置火上,放入少许植物油,下入芹菜末、泡辣椒、姜丝、葱丝、蒜丝煸炒片刻,再下入鳝鱼丝,沿锅倒入味汁,调入醋、香油炒匀起锅即成。

功效:补虚健骨,清暑疗痹。适用于体弱消瘦,腰腿酸软,风湿疼痛、屈伸不利,暑热渴,尿赤等。

◈ 苁蓉烧鲤鱼

用料:鲤鱼 1 条,肉苁蓉 10 颗,山药 10 克,巴戟天 10 克,高汤 300 毫升,葱、姜、精盐、鸡精、料酒、酱油、胡椒粉、水淀粉、植物油各适量。

制法:

①将鲤鱼去鳞及内脏,洗净。将肉苁蓉、山药、巴戟天洗净。葱洗净切段,姜洗净切片。

②锅置火上,注入花生油烧热,放入葱、姜爆出香味,下入鲤鱼,两面煎黄,倒入酱油,待鱼肉上色后,加入高汤、料酒、肉苁蓉、巴戟天、山药,先用旺火煮沸后,改用文火煮 40 分钟,调入精盐、鸡精、胡椒粉,用水淀粉勾芡后即可食用。

功效:补肾益精,祛风除湿。适用于风湿病下肢阴冷疼痛者。

◈ 丁香焖鲈鱼

用料:鲈鱼1条,丁香2粒,川椒30克,高汤300毫升,葱、姜、精盐、鸡精、料酒、酱油、胡椒粉、花生油各适量。

制法:

① 将鲈鱼去内脏,洗净,剁成块。将丁香、川椒、生姜、葱洗净,川椒、葱切成段,姜切片。

② 锅中加入花生油烧热,下入葱、姜、川椒爆香,放入鲈鱼煎黄,加高汤、料酒、丁香、酱油,用旺火煮沸后,改用小火炖40分钟,调入精盐、鸡精、胡椒粉,用水淀粉勾芡后即可食用。

功效:补肾壮腰,祛风除湿。适用于风湿病下肢阴冷疼痛者。

◈ 树椒烧鳗鱼

用料:鳗鱼500克,树椒25克,食用油、葱末、姜末、胡椒粉、酱油、精盐、料酒、鸡精、红糖各适量。

制法:把鳗鱼清洗干净,切成段。锅内注油烧热,下入树椒,稍炒后加入姜末,倒入鳗鱼段,用精盐、鸡精、料酒、红糖、酱油调味,焖至鳗鱼烂熟,放入葱末、胡椒粉即可。

功效:祛风化湿,强筋壮骨。适用于风湿性关节炎、老年增生型骨关节炎等症。

◈ 蚕豆烩鲍鱼

用料:罐头鲍鱼100克,鸡肉60克,鲜蚕豆150克,高汤200毫升,葱、姜、精盐、鸡精、料酒、胡椒粉、水淀粉、花生油各适量。

制法：

① 将鸡肉洗净,切成片。蚕豆洗净。姜切片,葱切段。

② 炒锅内加入花生油,置旺火上烧热,放入葱、姜爆香,下入鲍鱼、鸡肉翻炒一下,加入蚕豆、料酒、高汤煮沸,调入精盐、胡椒粉,再煮 15 分钟,用水淀粉勾芡后即可食用。

功效：和胃健脾,补肾益精。适用于风湿病,证见神疲少食,体虚乏力等。

家庭调养粥点制作

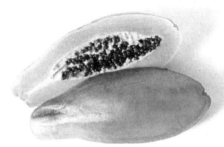

◈ 木瓜粥

用料：木瓜 4 个,白蜜适量。

制法：把木瓜洗净,蒸熟去皮,研成泥状,加入白蜜调匀。每日早晨起床后用开水冲调饮用。

功效：通痹除湿。适用于风湿热患者筋骨疼痛等症。

◈ 百合粥

用料：百合 50 克,淡豆豉 20 克,粳米 50 克,白糖适量。

制法：把百合去苦衣,洗净。淡豆豉洗净,与百合、粳米一同放入锅中,加入适量的水,煮至粥将成时,加入白糖,调匀即可。每日 1 次。

功效：养阴清虚热。适用于关节炎日久不愈,属阴虚内热、燥热湿邪等痹证。

◈ **独活粥**

用料：独活 20 克，粳米 60 克。

制法：把独活洗净，装入纱布袋中。粳米放入锅中，加入适量的水，煮 20 分钟，放入药袋，煮 20 分钟，取出药袋即可食用。

功效：祛风胜湿，散寒止痛。适用于类风湿关节炎、风湿性关节炎，证见下肢关节游走性疼痛、腰膝酸痛者。

◈ **威灵仙粥**

用料：威灵仙 20 克，粳米 100 克，冰糖 20 克。

制法：把威灵仙洗净，切成片，放入纱布袋中，与粳米一同放入锅中，加入清水 1000 毫升，用大火烧沸，转用小火焖煮；待粥将成时，取出药袋，加入冰糖，溶化即可。早晚各食用 1 次，连续服用 7 日。

功效：通络止痛。适用于类风湿关节炎、风湿性关节炎、痛风、强直性脊柱炎等症。

◈ **赤小豆粥**

用料：赤小豆 30 克，粳米 60 克，白糖适量。

制法：把赤小豆下入锅中，加入适量的水，煮至熟，加入粳米同煮成粥，调入白糖即可。

功效：除湿热。适用于风湿热患者。

◈ **地黄枣仁粥**

用料：生地黄 30 克，酸枣仁 30 克，粳米 100 克。

制法：把酸枣仁洗净，加水研汁 100 毫升。生地黄放入锅中,加入适量的水,煎汁 100 毫升。粳米放入锅中,加入适量的水,煮至粥将成时,放入酸枣汁、生地黄汁,煮至粥成即可。每日食 1 次。

功效:养阴退热。适用于系统性红斑狼疮患者,证见低热持续不退、自汗盗汗、关节酸痛等。

◈ 当归龙眼粥

用料:当归 15 克,龙眼 10 克,粳米 50 克。

制法:当归洗净,放入锅中,加入适量清水,用大火烧沸,转用小火煨 30 分钟,去渣取汁。把粳米、药汁、龙眼一同放入锅中,煮成粥即可。

功效:补血益气,活血化瘀。适用于类风湿关节炎属气血亏虚型。

◈ 桂圆养身粥

用料:山药粉 30 克,鲜桂圆肉 30 克,大米 100 克。

制法:桂圆肉去皮洗净,大米淘洗干净。将大米、桂圆肉、山药粉一起放入锅中,加入清水 500 毫升,用旺火烧沸,改用文火煮 1 小时即成。

功效:滋补肝肾,强壮筋骨。适用于风湿腰痛、脚软骨冷、腰膝酸软等症。

◈ 防风防己粥

用料:防风 10 克,防己 10 克,白糖 20 克,粳米 60 克。

制法:把防风、防己洗净,切成片,装入纱布袋中,与粳米一同放入锅中,加入适量的水,用大火烧沸,转用小火,煮至粥将成时,取出药袋,加入白糖,调匀即可。

功效:通络止痛。适用于风湿性关节炎、类风湿关节炎等症。

◈ 防己桑枝粥

用料:防己 12 克,桑枝 30 克,薏苡仁 60 克,红豆 60 克。

制法:把防己、桑枝、薏苡仁、红豆均洗净,放入瓦锅中,加入适量清水,用中火煮 3 小时即可。

功效:清利湿热,宣通经络。适用于湿热痹痛,证见关节红肿,屈伸不利者。

◈ 川乌寄生粥

用料:制川乌 3 克,桑寄生 10 克,薏苡仁 100 克,蜂蜜适量。

制法:

① 把川乌、桑寄生洗净,放入锅中,加水煎煮 1 小时,去渣取汁。

② 薏苡仁洗净,放入锅中,加入适量的水,待将熟时加入药汁,煮 30 分钟,待稍凉后调入蜂蜜即可。早晚各服 1 次,每次 1 剂,连续服用 7 日。

功效:祛风通络,散寒除湿。适用于类风湿关节炎、骨性关节炎等寒湿型痹证。

◈ 双桂红糖粥

用料:桂皮 5 克,肉桂粉 15 克,粳米 100 克,红糖适量。

制法:把桂皮洗净,用纱布包好。粳米洗净,与纱布袋一同放入锅中,加入适量的水,煮至粥将成时,加入肉桂粉、红糖,搅匀后煮开,取出药袋即可。早晚各食用 1 次。

功效:温阳散寒,除湿止痛。用于寒湿型风湿性关节炎等症。

◈ 白芷菊花粥

用料:白芷 20 克,菊花 10 克,粳米 50 克,白糖 30 克。

制法:

① 把菊花洗净,与白糖一同放入盆中,加入开水,搅匀后放置一夜。白芷洗净,放入纱布袋中。

② 粳米放入锅中,加入适量的水,煮 5 分钟后,加入药袋,煮 10 分钟,倒入菊花白糖水,煮 10 分钟即可。每日 1 次,连续食用 7 日。

功效:疏风清热,燥湿解表。适用于风热型痹证,证见四肢关节疼痛,伴有恶风、发热者。

◈ 牛膝茎叶粥

用料:牛膝茎叶 20 克,粳米 100 克。

制法:把牛膝茎叶晒干,放入锅中,加入清水 200 毫升,煮至 100 毫升,去渣取汁,加入粳米 100 克,再加 1000 毫升清水,煮成稀粥。每日早晚各服 1 次,温热服用,10 日为 1 个疗程。

功效:祛风除湿,通络除痹。适用于风湿性关节炎,尤其对下肢痹痛者更为适宜。

◈ 五加皮粳米粥

用料:五加皮 20 克,粳米 80 克。

制法：把五加皮洗净，放入纱布袋中。粳米放入锅中，加入适量的水，煮 20 分钟，加入五加皮药袋，煮 10 分钟，取出药袋即可。每日 1 次，可常服常饮。

功效：祛风湿，壮筋骨。适用于增生性骨关节炎、强直性脊柱炎等偏风寒湿型关节炎。

◈ 桑枝薏苡仁粥

用料：桑枝 30 克，薏苡仁 30 克，鸡爪 8 只，精盐适量。

制法：把鸡爪洗净，与薏苡仁、桑枝一同放锅中，加入清水 500 毫升，煮至熟，用精盐调味即可。

功效：祛风除湿，清热通络。适用于湿热痹证，证见关节红肿，屈伸不利者。

◈ 刀豆薏苡仁粥

用料：鲜刀豆 100 克，薏苡仁 50 克，食用油、精盐、鸡精各适量。

制法：

① 薏苡仁洗净，放入水中泡 2 小时。把刀豆洗净，切成丁，入油锅中炸至七成熟，盛出。

② 把薏苡仁放入锅中，加入适量清水，用大火烧沸，转用小火煨至烂熟，加入刀豆，用精盐调味，再煮开 1～2 次，调入鸡精即可。

功效：补肾温阳，祛风除湿。适用于风湿性关节炎、类风湿关节炎等属肾阴不足、阳虚寒盛之痹证。

◈ **木瓜薏苡仁粥**

用料：木瓜 10 克，薏苡仁 30 克。

制法：把木瓜晒干，切成片放入锅中，加入适量的水，浓煎取其汁；将汁液与薏苡仁一同放入锅中，加入适量清水，用大火烧开后，转用小火，煮至呈稀糊状即可。每日 2 次，连续食用 7 日。

功效：除湿祛风，通络止痛。适用于风湿性关节炎，证见小关节游走性疼痛、关节酸楚不适者。

◈ **苍术薏苡仁粥**

用料：苍术 10 克，牛膝 15 克，薏苡仁 90 克，生石膏（包煎）24 克。

制法：把苍术、牛膝、薏苡仁均洗净，与生石膏一同放入瓦锅中，加入适量清水。用中火煮 3 小时即可。每日 1 次，随量食用。

功效：清热祛湿，除热止痛。适用于湿热痹证，证见关节红肿灼痛者。

◈ **桂皮薏苡仁粥**

用料：桂皮 10 克，薏苡仁 200 克。

制法：把桂皮用纱布袋包好，薏苡仁洗净，放入锅中，加入 1500 毫升清水，用大火烧沸后，转用小火焖 30 分钟，取出纱布袋即可。早晚各 1 次，温服。

功效：散寒除湿，祛风通络。适用于寒湿型风湿性关节炎等症。

◈ 桂皮防风玉米粥

用料：桂皮 10 克，防风 10 克，玉米面 100 克。

制法：把桂皮、防风洗净，放入锅中，加入适量的水，煎煮 30 分钟，去渣取汁。待汁烧沸后，加入玉米面，煮沸后即可。早晚当粥服食，每日 1 剂。

功效：祛风化湿，温阳散寒。适用于风湿性关节炎属寒盛型痹证。

◈ 木瓜鸽肉玉米粥

用料：乳鸽 2 只，木瓜 30 克，玉米 50 克，荸荠粉 25 克，葱白、姜、精盐、鸡精、料酒各适量。

制法：

① 乳鸽宰杀后剖开，去内脏、脚爪，洗净，放入沸水锅中汆一下捞出；木瓜洗净，葱切花，姜切片；荸荠粉用水调开。

② 玉米脱壳，洗净，切碎，与乳鸽、木瓜一起放入清水锅中，用旺火烧热，撇去浮沫，加入姜、料酒，改用文火煲 2 小时后，搅入湿荸荠粉成羹状，调入葱花、精盐、鸡精即可食用。

功效：健脾益肾，补虚助阳。适用于风湿病关节冷痛、腰痛乏力者。

◈ 杜仲枸杞鹌鹑粥

用料：枸杞子 30 克，杜仲 10 克，鹌鹑 1 只，粳米 100 克，葱花、姜丝、精盐、鸡精、料酒、水淀粉各适量。

制法：

① 把枸杞子洗净。杜仲洗净，切成块。鹌鹑清理干净，切成块，用精盐、水淀粉、料酒腌匀。

②粳米、枸杞子、杜仲、姜丝和清水500毫升一同放入锅中,用大火煮沸,转用中火煮50分钟,加入鹌鹑、葱花、精盐、鸡精、料酒,煮熟即可。

功效:健骨益气,补益肝肾。适用于风湿腰痛、腿软骨冷等症,但阴虚火旺者应忌食。

◈ 仙茅牛肉粥

用料:仙茅5克,牛肉50克,菟丝子10克,粳米100克,葱花10克,姜片10克,精盐、鸡精各适量。

制法:

①牛肉洗净,切成片。菟丝子、仙茅洗净,用纱布包好,扎紧袋口。

②把药袋、姜片、粳米一同放入锅中,加入清水500毫升,用大火烧沸,撇去浮沫,转用中火煮45分钟。加入牛肉煮至熟,用精盐、鸡精调味,撒上葱花即可。

功效:暖肾阳,固元气。适用于气虚腰痛、风湿疼痛等症。阴虚火旺者忌食。

◈ 党参牛骨粥

用料:牛骨100克,党参50克,粳米100克,精盐、鸡精各适量。

制法:把牛骨用清水洗净。党参洗净,切成段。把牛骨、党参、粳米一同放入锅中,加入清水800毫升,用大火烧沸,撇去浮沫,转用中火煮80分钟,用精盐、鸡精调味即可。

功效:补益脾肾,强身健骨。适用于风湿病下肢痿软、腰膝麻痹等症。

◈ **木瓜猪腰粥**

用料：猪肾（猪腰）1 个，木瓜 50 克，大米 100 克，葱、姜、精盐、鸡精、料酒、胡椒粉、水淀粉各适量。

制法：猪肾洗净，切片，加入水淀粉、料酒、精盐拌匀。木瓜洗净。大米淘洗干净。葱切段，姜切片。锅置旺火上，加清水 500 毫升，放入木瓜、大米煮粥，粥熟后加入猪肾、葱、姜、精盐、鸡精、胡椒粉即可。

功效：舒筋活络，祛风除湿。适用于风湿腰痛、脚软骨冷等症。

◈ **核桃蹄筋粥**

用料：核桃仁 60 克，猪蹄筋 60 克，红枣 8 枚，千斤拔 10 克，黑米 150 克，葱花、姜丝、精盐、鸡精、胡椒粉各适量。

制法：

① 把千斤拔、红枣均洗净。核桃仁切碎。猪蹄筋切成段。黑米洗净，用水浸泡半小时。

② 把核桃仁、猪蹄筋、千斤拔、红枣、姜丝、粳米一同放入锅中，加入清水 800 毫升，用大火煮沸，撇去浮沫，转用中火煮 80 分钟，撒入葱花，用精盐、鸡精、胡椒粉调味即可。

功效：补益肝肾，舒筋活络。适用于肝肾两虚；证见下肢痿痹、筋骨乏力等。

◈ **当归红花猪肚粥**

用料：当归 15 克，鸡血藤 15 克，制何首乌 10 克，红花 2 克，粳米 80 克。

制法：把当归、鸡血藤、制何首乌、红花洗净，用纱布包起。粳米洗净，与药袋一同放入锅中，加入适量的水，用大火烧沸后，转用小火煨煮，至米烂熟，取出药袋即可。

功效：通络止痛，养血活血。适用于类风湿关节炎、增生性关节炎等症。

◈ 菟丝子羊肉粥

用料：菟丝子 10 克，羊肉 50 克，粳米 100 克，精盐、鸡精各适量。

制法：羊肉用清水洗净，切成片。菟丝子洗净。把菟丝子、粳米一同放入锅中，加入清水 500 毫升，用大米煮沸，撇去浮沫，转用中火煮 50 分钟，加入羊肉煮熟，用精盐、鸡精调味即可。

功效：益精明目，补肾强筋。适用于风湿病下肢痿软、腰膝麻痹等寒湿阻痹证。

◈ 杞叶羊肾粥

用料：枸杞叶 100 克，羊肾 1 个，粳米 100 克，葱花、姜末、精盐、鸡精、料酒、水淀粉各适量。

制法：把枸杞叶洗净。羊肾洗净，去白膜，切成块，用精盐、水淀粉、料酒腌匀。把粳米、清水 500 毫升放入锅中，煮至粥熟，放入枸杞叶、羊肾、姜末、葱花、精盐、鸡精、料酒，煮熟入味即可。

功效：补骨强筋，温肾益精。适用于风湿病患者阴冷骨痛、腰膝寒冷等症。

◈ 人参鹿茸粥

用料：人参 10 克，鹿茸 5 克，粳米 100 克，牛奶、黄酒、精盐、鸡精各适量。

制法：把人参用牛奶浸泡半小时，洗净，切成片。鹿茸用黄酒浸泡半小时。把人参、鹿茸、粳米一同放入锅中，加入清水 500 毫升，用大火煮沸，撇去浮沫，转用中火煮 50 分钟，用精盐、鸡精调味即可。

功效：补肾阳，益精血。适用于劳伤虚损、腰膝寒冷等症。实证、热证、感冒者忌食。

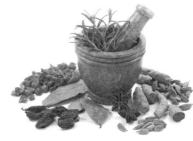

◈ 黄芪蛇丝粥

用料：黄芪 10 克，蛇肉 100 克，续断 10 克，粳米 100 克，葱花、姜丝、精盐、鸡精各适量。

制法：

① 把黄芪浸润后，取出，切成片。续断洗净，切成段。蛇肉洗净，切成丝。

② 把黄芪、续断、粳米、姜丝一同放入锅中，加入清水 800 毫升，用大火煮沸，撇去浮沫，转用中火煮 50 分钟，加入蛇肉丝、葱花，煮至蛇肉熟，用精盐、鸡精调味即可。

功效：通风和络，调和气血。适用于风寒湿邪所致的腰膝酸痛、筋骨疼痛、关节肿大或屈伸不利等症。实证、阴虚阳盛者忌食。

◈ 山药鳝鱼粥

用料：山药 40 克，枸杞子 20 克，鳝鱼 150 克，粳米 100 克。

葱花、姜丝、精盐、鸡精各适量。

制法：

① 把山药浸润后切成片。枸杞子浸润洗净。鳝鱼,去内脏、头尾,清理干净,切成丝。

② 把山药、枸杞子、粳米、姜丝放入锅中,加入清水 800 毫升,用大火煮沸,撇去浮沫,转用中火煮 50 分钟,加入鳝鱼丝、葱花煮熟,用精盐、鸡精调味即可。

功效:调和气血,通风和络。适用于气血亏虚所致风湿病患者。实证者忌食。

◉ 核桃杏仁糊

用料:核桃仁 20 克,南杏仁 20 克,玉米粉 60 克。

制法:把核桃仁、南杏仁洗净,润透,均切成粒。把玉米粉用清水调成稀糊状,加入核桃仁、南杏仁,放入蒸笼中蒸 10 分钟即可。每日食用 100 克,连续食用 3 日。

功效:健脾益肾,强筋壮骨。适用于风湿病患者冬季关节疼痛等症。

◉ 补骨脂鲈鱼粥

用料:补骨脂 10 克,鲜鲈鱼肉 100 克,粳米 100 克,葱花、姜丝、精盐、鸡精各适量。

制法:把补骨脂浸润。鲈鱼洗净,切成片。将补骨脂、姜丝、粳米一同放入锅中,加入清水 500 毫升,用大火煮沸,撇去浮沫,转中火煮 50 分钟,加入鲈鱼肉片煮熟,用精盐、鸡精调味,撒上葱花即可。

功效:补肾健脾,补骨强筋。适用于劳伤虚损所致风湿病,证见阴冷骨痛、腰膝寒冷等。

◈ 鱼鳔五子粥

用料:鱼鳔 15 克,沙苑子 10 克,菟丝子 12 克,女贞子 15 克,枸杞子 15 克,五味子 9 克,粳米 100 克,葱花、姜丝、精盐、鸡精各适量。

制法:把五子均洗净,装入药袋。鱼鳔用温水发透,洗净。把药袋、粳米、姜丝、鱼鳔一同放入锅中,加入清水 800 毫升,用大火烧沸,撇去浮沫,转中火煮 50 分钟,用精盐、鸡精调味,最后撒上葱花即可。

功效:滋肾补肝,益气填精。适用于肝肾亏虚、腰痛膝软、风湿疼痛等症。阴虚火旺者忌食。

◈ 薏苡仁扁豆虾皮粥

用料:薏苡仁 20 克,扁豆 30 克,虾皮 15 克,粳米 50 克,葱末、食用油、精盐、鸡精、黄酒各适量。

制法:扁豆洗净,用清水泡 2 小时。虾皮洗净,用黄酒浸泡。把薏苡仁、粳米、扁豆一同放入锅中,加入适量清水,用大火烧沸,转用小火煨 40 分钟,下入虾皮、精盐、食用油,煨至豆烂米熟,调入鸡精、葱末即可。

功效:补肝健脾,通络化湿。适用于增生性骨关节炎。

◈ 蜂蜜芝麻糊

用料:黑芝麻 100 克,蜂蜜 50 克,米粉 100 克。

制法:把黑芝麻洗净,用中火焙干,磨成粉状。把 200 毫升清水倒入锅中,烧沸后放入黑芝麻粉、米粉,搅拌成糊,用中火煮至熟,用蜂蜜调味即可。

功效:补肝肾,安五脏。适用于风湿腰痛、下肢乏力等症。

◈ 肉苁蓉扁豆芝麻糊

用料:肉苁蓉 150 克,扁豆 500 克,黑芝麻 250 克,白糖适量。

制法:把肉苁蓉晒干,研成粉。扁豆、黑芝麻均研成末。把肉苁蓉、扁豆、黑芝麻均放入锅中,翻炒 10 分钟,调入白糖,再炒 10 分钟即可。每日 2 次,每次 15 克,用开水调服。

功效:温阳补肾,散寒止痛。适用于寒盛型老年性骨关节炎。

家庭调养汤羹制作

◈ 蜜汁木瓜汤

用料:木瓜 50 克,薏苡仁 30 克,蜂蜜 30 毫升,姜丝 5 克。

制法:把木瓜洗净,去皮切成片。薏苡仁洗净,加水 500 毫升,煮沸 20 分钟,加入木瓜片、姜丝,用小火煨 10 分钟,待凉后调入蜂蜜即可。

功效:祛风利湿,舒筋止痛。适用于风湿性关节炎患者。

◈ 牛膝蒸栗子

用料:生栗子 300 克,牛膝 20 克。

制法:生栗子洗净,泡透。牛膝洗净,润透,切片。将生栗子、牛膝片放入蒸盆中,加入清水 500 毫升,置蒸笼中蒸熟,取出用微波炉烤干后即可食用。

功效：补肾气，健腰膝。适用于风湿病，证见腰酸疲乏、膝软无力等。

◈ 独活黑豆汤

用料：独活 12 克，黑豆 60 克，米酒少许。

制法：把独活、黑豆放入砂锅中，加入适量清水，用中火煮 2 小时，取汁，兑入米酒。每日内分次温服。

功效：祛风防湿，活血止痛。适用于风湿性关节炎、类风湿关节炎属于风湿性痹阻者，证见腰膝酸痛、关节拘挛、屈伸不利、步履沉重、倦怠乏力等。

◈ 薏苡仁羹

用料：薏苡仁 30 克，白糖适量。

制法：把薏苡仁放入锅中，加入适量清水，待煮至烂熟时，加入白糖拌匀即可。每日 1 次。

功效：健脾消斑。适用于红斑狼疮，证见面部红斑者。

◈ 山芋薏苡仁羹

用料：山芋 150 克，薏苡仁 50 克，白糖适量。

制法：把山芋洗净，去皮后切成薄片。薏苡仁洗净，用水泡 2 小时。把薏苡仁同泡过的水一同倒入锅中，用大火烧沸，转用小火炖 1 小时，下入山芋，搅成糊状，加入白糖，待烧沸后即可。随量食用，一日 1 剂。

功效：益气养阴，化湿通络。适用于风湿性关节炎、痛风性关节炎等症。

◈ 独活黑豆薏苡仁汤

用料：独活 15 克，黑豆 50 克，薏苡仁 50 克，樱桃 10 粒，白糖适量。

制法：把独活、黑豆、薏苡仁、樱桃均洗净，放入锅中，加入清水 1000 毫升，用大火煮沸，转用小火煮 1 小时，调入白糖即可。当点心，早晚各 1 次，1 周为一个疗程。

功效：祛风利湿，通络止痛。适用于风湿性关节炎、类风湿关节炎等属风盛夹湿型。

◈ 当归山芋柿子羹

用料：当归 10 克，山芋 200 克，柿子 100 克。

制法：把当归洗净，放入纱布袋中。山芋洗净，切成小块。柿子洗净，去皮、核，只取果肉。把山芋、药袋放入锅中，加入清水 500 毫升，用大火烧沸后，转用小火煮至山芋烂熟时，搅成泥状，挑出山芋皮，加入柿肉，待煮沸后取出药袋即可。

功效：活血通络，养血益气。适用于气血亏虚型痹证。

◈ 红枣赤小豆汤

用料：红枣 20 枚，赤小豆 50 克，饴糖 10 克。

制法：把红枣、赤小豆均洗净，用清水泡 2 小时后，取出一同放入锅中，加入适量清水，用大火烧沸，转用小火煨至赤小豆烂熟即可。当点心食用，每日 1 剂。

功效：补血益气，清热利湿。适用于气血不足，伴有湿热之痹证。

◈ 玉竹百合莲心汤

用料：玉竹 20 克,百合 80 克,莲心 10 克,银耳 20 克,饴糖 20 克。

制法：

① 把玉竹洗净,用纱布包起。百合去苦衣,洗净。莲心用水浸泡,去薄衣。银耳用温水泡后洗净。

② 把玉竹、百合、莲心、银耳一同放入锅中,加入适量清水,用大火烧开转用小火炖 30 分钟,加入饴糖,搅匀后煮至莲心软烂,取出药袋即可。每日 1 剂。

功效：益气养阴。适用于关节炎日久不愈,出现气阴不足型痹证。

◈ 金牛鸡蛋汤

用料：金牛根 15 克,鸡蛋 1 个,白糖 15 克。

制法：把金牛根洗净,润透,切成片。鸡蛋打入碗中。把金牛根放入锅中,加入适量清水,煮 1 小时,去渣,放入鸡蛋、白糖,煮 3 分钟,蛋熟后即可。早餐食用,每日 1 次,连续食用 15 日。

功效：祛风通络,消肿止痛。适用于风湿骨痛、胃痛、牙痛、软组织挫伤等症。

◈ 鸡血藤煮鸡蛋

用料：鸡血藤 60 克,鸡蛋 2 个。

制法：鸡血藤去枝叶,洗净后放入锅中,加入适量清水。鸡蛋洗净,放入鸡血藤锅中,用大火煮沸 2～3 次,把鸡蛋取出,去掉蛋壳,重新放入锅中,再煮沸 3～4 次。上午、下午各吃 1 枚,同时服药汁。每日 1 剂。

功效:活血通络。适用于类风湿关节炎、增生性关节炎等症。

◈ **煮乌鸡**

用料:乌母鸡 1 只,蒜汁、葱丝、姜丝、胡椒、酱各适量。

制法:将乌母鸡收拾干净,加水煮至熟烂,用手撕碎,用蒜汁、葱丝、姜丝、胡椒、酱调味即成。

功效:祛风除湿、散寒止痛。适用于风寒湿痹、骨中疼痛。

◈ **红枣芝麻乌鸡汤**

用料:红枣 4 枚,黑芝麻 100 克,乌鸡 1 只。枸杞子 50 克,高汤 120 克,葱段、姜片、精盐、鸡精、料酒、胡椒粉各适量。

制法:

① 把黑芝麻洗净,炒香。乌鸡清理干净,剁成块,入开水锅中焯后捞出,控干水分。红枣、枸杞子均洗净。

② 把乌鸡、红枣、枸杞子、黑芝麻、姜片、葱段、料酒均入锅中,加入高汤,用大火煮沸,转用中火煲 1.5 小时,用精盐、鸡精、胡椒粉调味即可。每次食鸡肉 100 克,饮汤 200 毫升,连续食用 5 日。

功效:滋补肝肾,乌须黑发。适用于肝肾阴虚;证见腰膝酸软、腿脚乏力等。

◈ **三子雄鸡煲**

用料:公鸡 1 只,韭菜子 50 克,枸杞子 50 克,沙苑子 50 克,高汤 1000 毫升,葱、姜、精盐、鸡精、胡椒粉各适量。

制法：

① 将公鸡宰杀后，去毛、内脏，洗净。韭菜子、沙苑子洗净，炒焦，用纱布包好。枸杞子用清水浸泡。葱切段，姜切片。

② 将公鸡、药包、枸杞子、葱、姜放入煲锅内，加入高汤，用旺火烧沸后，改用文火煮约 1 小时，用精盐、鸡精、胡椒粉调味即可食用。

功效：补肾益精，祛风除湿，滋补气血。适用于风湿病。

◆ **黄精土鸡煲**

用料：土鸡 1 只，黄精 15 克，枸杞子 15 克，精盐、鸡精、生姜、葱、料酒、胡椒粉、高汤各适量。

制法：

① 土鸡宰杀后，去毛、爪、内脏，洗净，剁成块，放入沸水锅中汆去血水，捞出沥干。黄精洗净，润透，切片。枸杞子择去杂质，洗净。葱切段，姜切片。

② 将土鸡、黄精、枸杞子放入煲锅内，加入高汤、葱、姜、料酒，用旺火烧沸，撇去浮沫，改用文火煲 2 小时，调入精盐、鸡精、胡椒粉即可食用。

功效：补气养阴，祛风养肾。适用于风湿病腰膝酸软、关节阴冷胀痛等症。

◆ **桑寄生童子鸡**

用料：桑寄生 50 克，童子鸡 1 只，葱段、姜片、料酒、精盐、鸡精各适量。

制法：把鸡宰杀后，留鸡血，去毛、内脏，清洗干净。把桑寄生洗净，放入纱布袋中，与鸡一同放入锅中，加入适量清水、葱段、姜片、料酒、精盐、鸡精,煮 30 分钟后,加入鸡血,稍煮即可。

功效:祛风湿,通经络。适用于风盛夹湿型关节炎。

◈ 黑芝麻炖鸡

用料:鸡肉 500 克,黑芝麻 80 克,葱段、姜丝、精盐、鸡精、料酒、胡椒粉各适量。

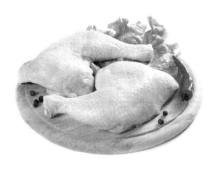

制法:把鸡肉洗净,切成块,与黑芝麻、姜丝、葱段、料酒一同放入锅中,加入 1000 毫升清水,用大火烧沸,转用中火煮 90 分钟,用精盐、鸡精、胡椒粉调味即可。每次吃鸡肉 100 克,饮汤 200 毫升,连续食用 7 日。

功效:滋补肝肾,养心益脾。适用于风湿性心脏病患者。滑肠者忌食。

◈ 人参母鸡汤

用料:白参 5 克,寻骨风 15 克,威灵仙 12 克,母鸡 1 只,葱末、姜片、料酒、精盐、胡椒粉各适量。

制法:

① 寻骨风、威灵仙分别洗净。把白参洗净,隔水蒸 30 分钟,取出切成薄片。

② 把母鸡宰杀后,留取鸡血,去毛、内脏,洗净,放入锅中,加入寻骨风、威灵仙、姜片和适量清水,用大火烧沸,加入白参、料酒,转用小火煨至鸡肉烂熟,加入鸡血块、精盐,煮沸

2 次后,加入葱末、胡椒粉调匀即可。

功效:补气益血,祛风化湿。适用于气血亏虚伴有风湿之痹证。

◈ **防风鸡肉汤**

用料:寻骨风 10 克,防风 10 克,凤尾草 10 克,鸡肉 100 克,姜片、食用油、精盐、料酒、胡椒粉、鸡精各适量。

制法:

① 把寻骨风、防风与凤尾草分别洗净,放入锅中,加水 1000 毫升,煎煮后取滤液 800 毫升备用。

② 鸡肉入油锅中氽 2 分钟捞出,与药液一同倒入砂锅中,加入姜片、料酒、精盐,用大火煮沸,转用小火炖 30 分钟,加入胡椒粉、鸡精调入味即可。

功效:祛风除湿,散寒止痛。适用于风湿性关节炎、类风湿关节炎、痛风性关节炎等属风湿寒痹证者。

◈ **附子鸡肉汤**

用料:熟附片 10 克,鸡肉 90 克,生姜 15 克,红枣 5 枚。

制法:把鸡肉洗净切成片,与熟附片、生姜、红枣一同放入锅中,加入适量清水,用中火煮 2～3 小时,以汤水入口无麻辣感为度。

功效:温肾祛寒,除湿止痛。适用于肾虚寒湿型强直性脊柱炎患者。

◈ **肉桂炖鸡肝**

用料:肉桂 5 克,鸡肝 50 克,姜片、葱花、精盐、鸡精、料酒、胡椒粉、水淀粉各适量。

制法：

① 把肉桂洗净，润透。鸡肝洗净，切成片，加入水淀粉、料酒腌匀。

② 把肉桂放入锅中，加入清水 500 毫升，煮半小时，捞出肉桂，放入鸡肝、姜片、葱段、料酒，烧沸后，加入精盐、鸡精、胡椒粉调味即可。

③ 每次食鸡肝 50 克，饮汤 200 毫升，连续食用 5 日。

功效：补肝肾，温肾阳。适用于风湿痹痛、筋骨冷痛等症。阴虚火旺者忌食。

◈ **巴戟煮鸡肠**

用料：巴戟天 15 克，鸡肠 50 克，枸杞子 15 克，高汤 300 毫升，葱花、姜片、精盐、鸡精、料酒、胡椒粉各适量。

制法：

① 把巴戟天洗净，切成片。鸡肠加精盐洗净，切成段。

② 把高汤倒锅中，加入巴戟天，用大火煮沸 10 分钟，加入鸡肠、枸杞子、精盐、料酒、姜片、葱花，煮沸后撇去浮沫，加入精盐、鸡精调味即可。

③ 每次吃鸡肠 50 克，饮汤 200 毫升，连续食用 7 日。

功效：温肾阳，壮筋骨。适用于风湿病关节酸胀、筋骨冷痛等症。阴虚火旺者忌食。

◈ **栗子鸡脚汤**

用料：栗子 90 克，鸡脚 10 只，核桃仁 60 克，陈皮 10 克，高汤 500 毫升，葱段、姜片、精盐、鸡精、料酒、胡椒粉各适量。

制法：

① 鸡脚用开水烫后，去皮及爪甲，洗净，放入开水锅中，焯去血水，取出洗净。栗子去壳，去衣；核桃仁洗净；陈皮用清水浸软，洗净。

② 把鸡脚、栗子、核桃仁、陈皮、葱段、姜片、料酒一同放入锅中，加入高汤，用大火煮沸，转用中火煲 1 小时，用精盐、鸡精、胡椒粉调味即可。

③ 每次吃鸡爪 50 克，栗子 50 克，饮汤 200 毫升，连续食用 15 日。

功效：补肾强筋，健脾益气。适用于风湿病腰膝无力、耳鸣头晕等症。

◈ 二藤鸡血汤

用料：络石藤 10 克，鸡血藤 15 克，鸡血块 250 克，精盐、鸡精各适量。

制法：把络石藤、鸡血藤洗净，放入锅中，加入适量的水，煮 30 分钟，滤取药液，加入鸡血块，用大火煮沸 2 次，调味即可。

功效：祛风通络，活血止痛。适用于风湿性关节炎、类风湿关节炎等症。

◈ 千斤拔鸡脚汤

用料：千年健 12 克，千斤拔 30 克，花生 30 克，鸡脚 8 只，红枣 6 枚，姜片、精盐适量。

制法：

① 把千斤拔、千年健、花生、红枣洗净。鸡脚洗净，去爪

甲、皮,皲裂。

②把千年健、千斤拔、花生、红枣、鸡脚、姜片一同放进汤煲内,加入清水3000毫升,用大火煲沸,转用中火煲3小时,适量精盐调味即可。

功效:祛风除痹,强筋健骨。适用于风湿日久、下肢乏力、步履困难者。

◈ **首乌水鸭汤**

用料:制首乌100克,牛膝50克,水鸭1只,淡菜50克,鹿筋50克,陈皮10克,高汤1500毫升,葱段、姜片、精盐、鸡精、料酒、胡椒粉各适量。

制法:

①把水鸭去毛、内脏、尾部,清理干净,剁成块,入开水锅中煮5分钟,取出。鹿筋用温水浸软,剔去筋膜,切成段。

②把制首乌、牛膝、淡菜、姜片、葱段、鸭肉、鹿筋、料酒一同放入锅中,加入高汤,用大火煮沸,转用中火煮2小时,加入精盐、鸡精、胡椒粉调味即可。

③每日1次,食鸭肉100克,饮汤200毫升,连续食用7日。

功效:补肾益精,强壮筋骨。适用于风湿病筋骨疼痛、腰酸腿软,证属肝肾不足、精血亏虚者。凡有实证、热证、感冒者忌食。

◈ **八味老鸭汤**

用料:老鸭1只,制附子6克,炮姜3克,蜀椒3克,杜仲10克,防风6克,秦艽10克,五加皮10克,桑枝15克,葱段、姜片、食用油、料酒、精盐各适量。

制法：

① 把老鸭去毛、内脏、头，清洗干净，剁成段。制附子、炮姜、蜀椒放入锅中，加入清水 3000 毫升，用大火烧沸，转用小火煮 1 小时，加入其他药物，煮 30 分钟，滤渣取汁。

② 锅内注油烧热，下入鸭肉，翻炒 5 分钟，加入药汁、葱段、姜片、料酒、精盐，煮至鸭肉烂熟即可。

功效：温阳散寒，祛风化湿。适用于类风湿关节炎、强直性脊柱炎属寒盛夹风湿者。

◈ 淮杞炖乳鸽

用料：山药 15 克，枸杞子 10 克，乳鸽 1 只，红枣 2 枚，高汤 500 克，葱段、姜片、精盐、鸡精、料酒、胡椒粉各适量。

制法：

① 把乳鸽去毛、内脏，洗净，入开水锅中焯去血水，捞出。山药洗净，润透。红枣、枸杞子洗净。

② 把乳鸽、山药、枸杞子、红枣、姜片、葱段、料酒均入炖盆中，加入高汤，放入开水锅中，隔水炖 4 小时，加入精盐、鸡精、胡椒粉调味即可。

③ 每日 1 次，连续食用 15 日。

功效：补益肝肾。适用于肝、胃亏损致风湿病腰痛乏力等症，但实证者应忌食。

◈ 桂圆乳鸽煲

用料：乳鸽 2 只，桂圆 50 克，山药 10 片，枸杞子 15 克，高汤 800 毫升，葱、姜、精盐、鸡精、料酒、胡椒粉各适量。

制法：

① 将乳鸽洗净，放入沸水中氽一下，沥干水分；桂圆去皮洗净，枸杞子洗净；葱切段，姜切片。

② 将乳鸽放入煲锅内，下入桂圆、山药、枸杞子、葱、姜、料酒，加入高汤，用文火炖 3 小时，调入精盐、鸡精、胡椒粉即可食用。

功效：养胃滋阴，补肾固精。适用于风湿病。

◈ 桂圆鹌鹑汤

用料：桂圆 50 克，鹌鹑 1 只，枸杞子 15 克，高汤 800 毫升，葱段、姜片、精盐、鸡精、料酒、胡椒粉各适量。

制法：

① 把鹌鹑去毛、内脏，清理干净，入开水锅中焯去血水。桂圆、枸杞子均洗净。

② 锅内加入高汤、桂圆、枸杞子、鹌鹑、葱段、姜片、料酒，用大火煮沸，撇去浮沫，转用中火炖 2 小时，加入精盐、鸡精、胡椒粉调味即可。

③ 每日食 1 次，连续食用 5 日。

功效：补脾益心。适用于风湿病患者。湿阻中满或停饮、痰火者忌食。

◈ 川乌鹌鹑汤

用料：鹌鹑 2 只，制川乌 3 克，葱段、精盐、料酒、鸡精、胡椒粉各适量。

制法：制川乌洗净，研成粉。鹌鹑去毛、内脏，切去头后洗净。把川乌粉放入锅中，加入适量清水，煮 30 分钟，加入鹌鹌、葱段、料酒、精盐,煮30分钟,用胡椒粉、鸡精调味即可。

功效:温经散寒,宣痹止痛。适用于强直性脊柱炎、类风湿关节炎等症。

◈ 双仙煨鹌鹑

用料:鹌鹑2只,仙茅10克,淫羊藿10克,红枣10枚,葱段、姜片、精盐、鸡精、料酒、五香粉、白糖各适量。

制法:

① 把仙茅、淫羊藿均洗净,用纱布包起。鹌鹑清理干净,切成块。红枣洗净。

② 把仙茅、淫羊藿、红枣、鹌鹑都放入砂锅中,加入适量清水、葱段、姜片,用大火烧沸,加入料酒,用小火煨30分钟,取出药袋,加入酱油、精盐、白糖,待汤汁收干后,加入五香粉、鸡精即可。

功效:温肾壮阳,祛风散寒。适用于老年骨质疏松症等证属肾阳亏虚、寒湿闭阻型。

◈ 钻地风鹌鹑汤

用料:鹌鹑5只,钻地风20克,海风藤15克,姜片、葱段、料酒、鸡精、花椒各适量。

制法:

① 把鹌鹑去毛、内脏,清洗干净,切成块,放入油锅中炒熟。

② 把钻地风、海风藤洗净,放入锅中,加入清水1000毫升,煎煮30分钟,取药液,与鹌鹑一同放入锅中,加入葱段、姜片、精盐、鸡精、花椒,用大火煮沸,转用小火焖3小时即可。

功效：祛风除湿，通络止痛。适用于风湿性关节炎、强直性脊柱炎、增生性骨关节炎等属风盛夹湿之痹证者。

◈ 酸辣牛肉汤

用料：熟牛肉 200 克，红尖椒 2 个，粉丝 100 克，橘皮 1 个，精盐、鸡精、醋、料酒、淀粉各适量。

制法：牛肉切成丁。尖椒洗净，切碎。粉丝用温开水泡 30 分钟。橘皮洗净，切成丁。把牛肉、尖椒、橘皮丁都入锅中，加入适量的水，煮开 2～3 次，下入粉丝，再煮开 1～2 次，调味，用淀粉勾芡即可。

功效：温化寒湿。适用于风湿性关节炎等症。

◈ 女贞牛肉汤

用料：女贞子 50 克，牛肉 500 克，高汤 500 毫升，葱段、姜片、精盐、料酒、胡椒粉各适量。

制法：

① 牛肉洗净，切成块，入开水锅中焯后捞出。女贞子洗净。

② 把牛肉、女贞子、姜片、葱段、料酒均放入锅中，加入高汤，用大火煮沸，撇去浮沫；转用小火煲 2 小时，将女贞子取出，加入精盐、鸡精、胡椒粉调味即可。

③ 每日 1 次，连续食用 5 日。

功效：补益肝肾，滋阴乌发。适用于风湿病腰酸腿软，证属肝肾不足型。阴虚火旺者忌食。

◈ 参膝牛骨汤

用料：牛骨 1000 克，党参 30 克，牛膝 60 克，核桃仁 30 克，生姜 4 片，红枣 10 枚。

制法：把牛骨洗净、斩碎，放入锅中，焯去血水。把全部原料一起放入锅中，加入清水 2800 毫升，用大火煮沸，撇去浮沫，转用中火煲 3 小时，调入精盐、鸡精调味即可。每日 1 次，连续食用 10 日。

功效：补益脾肾，强身健骨。适用于风湿痹阻、肾虚所致腰膝酸软、腰腿冷痛乏力等症。

◈ 杜仲牛筋汤

用料：杜仲 20 克，牛筋 150 克，花生 75 克，枸杞子 15 克，高汤 1200 毫升，精盐、鸡精、葱段、姜片、料酒各适量。

制法：

① 把杜仲洗净，切成块。牛筋发透，切成段。花生洗净，泡透。

② 把杜仲、牛筋、花生、枸杞子放入锅中，加入高汤、姜片、葱段、料酒，用大火煮沸，转用中火炖 2 小时，加入精盐、鸡精调味即可。

③ 每日 1 次，连续食用 10 日。

功效：补肝肾，强筋骨。适用于风湿病腰膝酸软无力、双脚行动不便等症。

◈ 芡实炖牛腰

用料：牛肾（牛腰）2 个，芡实 10 克，山药 15 克，枸杞子 10 克，高汤 800 毫升，葱段、姜片、精盐、鸡精、料酒各适量。

制法:

① 把牛肾从中间切开,去白膜,用清水洗净,入开水中焯后捞出,切成花状。

② 把山药、枸杞子、芡实、姜片、葱段、料酒放锅中,加入高汤,大火煮沸,撇去浮沫,加入牛肾,转用中火煮至牛肾熟,用精盐、鸡精调味即可。

③ 每日 1 次,连续食用 10 日。

功效:壮腰健肾,涩精止遗。适用于风湿病、遗精滑泄等症属肾气不足者。

◈ 川断核桃仁牛尾汤

用料:牛尾 1 条,川断 25 克,核桃仁 60 克,高汤 1500 毫升,葱段、姜片、料酒、精盐、鸡精、料酒各适量。

制法:把川断、核桃仁均洗净。牛尾用开水烫后去毛洗净,斩成数段。把全部用料一同放入锅中,加入高汤,用大火煮沸后,转用中火煮 2 小时,用精盐、鸡精调味即可。每日 1 次,连续食用 10 日。

功效:补肾强骨。适用于风湿病、肾病,证见腰膝冷痛、腰腿冷痛乏力、水肿尿少等。

◈ 杞鞭壮阳汤

用料:黄牛鞭 500 克,母鸡肉 250 克,枸杞子 8 克,肉苁蓉 25 克,葱段、姜片、花椒、香油、料酒、鸡精、精盐各适量。

制法:

① 把牛鞭用热水发胀,顺剖成两块,刮洗干净,用凉水泡30 分钟。鸡肉洗净,切成块,与牛鞭一同放入开水锅中,焯去

血水。枸杞子拣去杂质,洗净。肉苁蓉洗净,用适量酒润透,蒸 2 小时取出,洗干净,与枸杞子一同放入药袋中。

② 在砂锅内加入 1000 毫升清水,放入牛鞭烧开,撇去浮沫,放入姜片、花椒、料酒、鸡肉,用大火烧沸,转用小火炖至六成熟时,滤去汤中的姜片、花椒,用大火烧沸,加入药袋,炖至牛鞭八成熟时,取出牛鞭,切成条块,再放入砂锅炖熟,取出药包,加入鸡精、精盐、香油调味即可。

③ 每日 1 次,连续食用 5 日。

功效:补肾益精,壮阳去湿痹。适用于肾精亏虚;证见遗精滑泄、腰膝酸软、手足麻木等。

◈ 海龙瘦肉汤

用料:猪瘦肉 500 克,海龙 20 克,巴戟天 60 克,高汤 1000 毫升,葱、生姜、精盐、鸡精、料酒、胡椒粉各适量。

制法:

① 将猪瘦肉洗净,切成块,放入沸水锅中余去血水,捞出沥干。海龙洗净,用料酒浸透,切成段。巴戟天洗净,润透,切成片。葱切段,姜切片。

② 将猪瘦肉、海龙、巴戟天一起放入锅中,加入高汤,调入葱、姜、料酒,旺火烧沸后,撇去浮沫,改用文火煲 2 小时,调入精盐、鸡精、胡椒粉即成。

功效:补肾壮阳,强筋健骨。适用于风湿病腰膝酸软、筋骨无力、步履不稳、下肢痹痛、肌肉萎缩等症。

◈ 人参猪脑汤

用料:猪脑 2 个,人参 15 克,北芪 20 克,山药 20 克,水发香菇 15 克,高汤 500 毫升,葱、姜、精盐、鸡精、料酒、胡椒粉各适量。

制法:

①将猪脑去血膜,洗净。香菇发透,洗净,去柄,切成两半。葱、姜洗净,葱切段,姜切片。

②将人参、北芪、山药、猪脑、香菇一起放入锅中,加入高

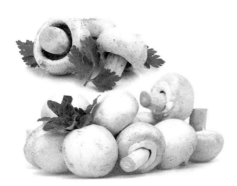

汤,调入葱、姜、料酒,用旺火烧沸后,再用文火煲约 1 小时,调入精盐、鸡精、胡椒粉即可。

功效:益气血,强筋骨。适用风湿病下肢寒冷疼痛、关节气阻肿胀等。

◼ **参杞煨蹄筋**

用料:白参 3 克,枸杞子 15 克,水发蹄筋 100 克,蘑菇 50 克,火腿肠 100 克,葱末、食用油、鲜汤、精盐、鸡精各适量。

制法:

①白参、枸杞子洗净,隔水蒸 30 分钟,取出后把白参切成薄片;蹄筋洗净切成块;蘑菇洗净,切成条;火腿肠切成片。

②把白参、枸杞子、蹄筋、蘑菇、火腿肠都放入锅中,加入适量的鲜汤,用大火煮开,转用小火煨至蹄筋烂熟,调味后撒入葱末,烧开即可。

功效:通络止痛,补阴益气。适用于风湿性关节炎、老年退行性骨关节炎等属肾阴不足、经脉不畅之痹证。

◈ 桂皮木瓜煨猪蹄

用料：桂皮 10 克，木瓜 15 克，猪蹄 2 只，葱段、姜丝、精盐、鸡精各适量。

制法：木瓜去瓤洗净。猪蹄去毛，刮净，洗净后剖开，与桂皮一同放入锅中，加入适量的水，用大火烧沸，转用小火炖至猪蹄烂熟，调味即可。

功效：温阳散寒，除湿舒筋。适用于退行性骨关节炎属寒湿型痹证。

◈ 忍冬藤猪筋汤

用料：忍冬藤 24 克，桑枝 30 克，猪蹄筋 4 条，精盐适量。

制法：把忍冬藤、桑枝洗净。猪蹄筋清理干净，与忍冬藤、桑枝一同放入锅中，加入适量的水，用中火煮 2 小时，用精盐调味即可。

功效：清热宣痹，祛湿止痛。适用于风湿性关节炎证属湿热痹阻型，证见关节红肿、游走不定等。

◈ 核桃筋骨汤

用料：猪蹄筋 60 克，猪骨 1000 克，核桃仁 60 克，花生 60 克，千斤拔 90 克，红枣 5 枚，葱、姜、精盐、鸡精、胡椒粉各适量。

制法：

①猪蹄筋用温水浸软，洗净，斩块；猪骨洗净，斩大块，入沸水锅中氽去血水；葱、姜洗净，葱切段，姜切片。

②将核桃仁、花生、红枣、千斤拔洗净，与猪蹄筋、猪骨、葱、姜、料酒一起放入锅中，加清水 3000 毫升，置旺火上煮沸

后,再改用文火炖 3 小时,调入精盐、鸡精、胡椒粉即可食用。

功效:补肝肾,强筋骨。适用于风湿病下肢痿痹、筋骨乏力等。

◈ 威灵仙排骨汤

用料:威灵仙 30 克,排骨 500 克,葱段、姜片、精盐、料酒各适量。

制法:把威灵仙洗净,晒干,切成片,放入纱布袋中,与洗净的排骨一同放入锅中,加入葱段、姜片、料酒、精盐,适量的清水,煮 1 小时,取出药袋即可。

功效:祛风湿,强筋骨。适用于增生性骨关节炎、风湿性关节炎等患者。

◈ 杜仲牛膝排骨汤

用料:杜仲 10 克,牛膝 15 克,桑寄生 15 克,猪排骨 300 克,葱末、姜片、精盐、鸡精、料酒各适量。

制法:把杜仲、牛膝、桑寄生分别洗净,加入适量的水,煎30 分钟,滤取其汁。排骨洗净,斩块,放入锅中,加入姜片及适量的水,用大火烧沸后,撇去浮沫,调入药汁、料酒、精盐,用小火煮至排骨酥烂,加入鸡精、葱末调匀即可。

功效:强筋壮骨,补益脾肾。适用于风湿性关节炎等属肾阳不足型痹证。

◈ 黑老虎猪骨汤

用料:黑老虎(钻地风)15 克,防风 9 克,猪脊骨 250 克。

制法:把黑老虎、防风均洗净。猪脊骨洗净,放入开水锅中焯后捞出，与黑老虎、防风一同放入锅中，加入适量清水，煮2小时即可。

功效：祛风祛痛，活血通络。适用于风湿日久，筋腱拘挛，屈伸不利者。

◈ 千年健猪脚汤

用料：猪脚1只，千年健30克，党参15克，花生30克。

制法：把猪脚洗净，斩成块，与花生、千年健一同放入锅中，加入适量的清水，煮熟即可。饮汤食肉，可半个月吃一次。

功效：补气健骨，舒筋活络。适用于风湿病患者。

◈ 牛膝猪尾汤

用料：猪尾（连骨）1条，杜仲30克，牛膝60克，花生60克，蜜枣5枚，高汤1000毫升，精盐、料酒、鸡精各适量。

制法：把猪尾刮净毛，割去肥肉，洗净，斩块。杜仲、牛膝、花生、蜜枣均洗净，与猪尾一同放入锅中，加入高汤，用大火煮开后，转用中火煮2小时，调味即可。每日1次，连续食用10日。

功效：补益肝肾，强壮筋骨。适用于肝肾亏虚所致风湿病患者。

◈ 补骨猪腰汤

用料：补骨脂15克，猪腰1个，枸杞子15克，高汤500毫升，精盐、鸡精、料酒、水淀粉各适量。

制法：把补骨脂洗净。猪腰洗净，去白膜，切成小块，加入精盐、料酒、水淀粉腌匀。锅内加入高汤，放入补骨脂，煮半小时,放入猪腰、枸杞子,待煮好用鸡精调味即可。每日 1 次,连续食用 10 日。

功效:强筋壮骨,补肾益精。适用于筋骨酸软,阴冷痹痛等症。

◈ **杜仲栗子焖猪腰**

用料:杜仲 15 克,栗子 20 枚,猪腰 1 只,葱末、姜末、食用油、料酒、精盐、鸡精、白糖、酱油、五香粉各适量。

制法:

① 猪腰一剖为二,清理干净,用料酒、精盐、姜末腌 30 分钟。杜仲洗净,放入锅中,加入清水 100 毫升,煎至 50 毫升,取出。栗子去壳,放入油锅中炸至微黄后捞出。

② 把药汁、栗子一同放入锅中,加入适量清水,煮 30 分钟,加入猪腰、酱油、精盐、白糖,煨 15 分钟,调入鸡精、葱末、五香粉即可。

功效:补肾强腰,化湿利水。适用于风湿性关节炎、类风湿关节炎等属经脉不畅之痹证。

◈ **荠菜猪脬汤**

用料:鲜荠菜 150 克,猪脬 1 个,蜜枣 3 枚,高汤 1000 毫升,精盐、鸡精、料酒各适量。

制法:把荠菜择洗干净,猪脬用精盐搓洗干净,入开水锅中焯后捞出。把猪脬、料酒、蜜枣放入锅中,加入高汤,用大火煮沸,转用中火煮 2 小时,放入荠菜煮熟,调味即可。每日 1 次,连续食用 10 日。

功效:补肾固精,强筋壮骨。适用于风湿病;证见肌肉萎缩、筋骨酸软者。

◈ 熟附猪肚汤

用料：熟附子 15 克，猪肚 250 克，高汤 1000 毫升，葱段、姜片、粗盐、醋、精盐、鸡精、料酒各适量。

制法：把熟附子浸透，切成片。猪肚用醋、粗盐搓洗后，用清水洗干净，入开水锅中焯后捞出，切成块。把熟附子、猪肚放入锅中，加入高汤、姜片、葱段、料酒，炖 3 小时，调味即可。每日 1 次，连续食用 7 日。

功效：温肾壮阳，祛寒止痛，疏通血脉。适用于寒湿痹阻型风湿病四肢冷痛者。

◈ 白果炖肚条

用料：白果 20 克，猪肚 1 个，覆盆子 30 克，高汤 300 毫升，葱、姜、精盐、鸡精、料酒、湿淀粉、花生油各适量。

制法：

① 将白果浸泡后，去心。覆盆子洗净。猪肚洗净，在沸水中煮熟，捞出切条。葱切段，姜切片。

② 炒锅置火上，注入花生油烧热，下入葱、姜爆香，倒入高汤，放入白果、覆盆子、猪肚条，料酒煮沸后，改用文火煮 60 分钟，调入精盐、鸡精、胡椒粉，用湿淀粉勾芡后即可食用。

功效：补肝肾，益精血，补虚损。适用于风湿病关节发冷疼痛、腰痛乏力者。

◈ 土茯苓肺肚萝卜汤

用料：萝卜 500 克，土茯苓 30 克，猪肚 50 克，猪肺 200 克，葱末、姜片、精盐、鸡精、香油、碱各适量。

制法：

① 土茯苓洗净。猪肚用清水反复清洗，切成丝。猪肺用碱水洗净，再用清水反复清洗，切成块。萝卜去皮，洗净，切成块。

② 把猪肚、猪肺、土茯苓放入锅中，加入适量清水、姜片，用大火煮沸，撇去浮沫，加入料酒，炖 30 分钟，放入萝卜、精盐、鸡精，煮沸后撒上葱末、淋上香油即可。

功效：补气养血，清热化痰。适用于化脓性关节炎、风湿性关节炎等属气血不足伴有痰热湿瘀之痹证。

◈ **附片蒸羊肉**

用料：制附片 30 克，鲜羊肉 1000 克，肉清汤 250 毫升，葱段、姜片、胡椒粉、鸡精、精盐、香油、料酒各适量。

制法：把羊肉洗净，放入开水锅中煮熟后捞出，切成肉块。附片洗净，与羊肉一同放入大中，加入料酒、香油、葱段、姜片、肉清汤，隔水蒸 3 小时。吃时撒上葱花、精盐、鸡精、胡椒粉调匀口味即可。

功效：宣痹散寒，益气养血。适用于风湿性关节炎患者。

◈ **虫草羊肉煲**

用料：羊肉 350 克，冬虫夏草 8 根，葱、姜，高汤 1000 毫升，精盐、鸡精、料酒、胡椒粉各适量。

制法：

① 将羊肉洗净，切块，入沸水锅中焯去膻味。冬虫夏草用黄酒浸泡 30 分钟。葱切段姜切片。

②将羊肉、姜、冬虫夏草一起放入煲锅内,加入高汤,用旺火煮沸后,改用文火煲 2 小时,撒入葱段,调入精盐、鸡精、料酒、胡椒粉即成。

功效:温补肝肾,强壮腰膝。适用于风湿病阳痿早泄、腰腿酸软、夜尿频多等症。

◈ 山药羊肉汤

用料:山药 100 克,羊肉 500 克,枸杞子 15 克,牛奶 300 毫升,高汤 500 毫升,葱段、姜片、精盐、料酒各适量。

制法:

①把羊肉洗净,切成块,入开水中焯后捞出,洗净。山药去皮洗净,切成片。

②锅中加入高汤,放入羊肉、山药、枸杞子、姜片、葱段、料酒,用大火煮沸,撇去浮沫。转用中火煮 3 小时,加入牛奶,用精盐调味即可。

③每日 1 次,连续食用 5 日。

功效:健脾益肾,益气补虚。适用于风湿病关节冷痛、腰痛乏力等症。

◈ 牛膝羊肉汤

用料:羊肉 100 克,牛膝 12 克,当归 9 克,玉竹 15 克,枸杞子 12 克,姜片、精盐各适量。

制法:羊肉洗净,切成片,与牛膝、当归、玉竹、枸杞子、姜片一同放入汤锅中,加入适量清水,用中火煮 3 小时,至羊肉酥烂,用精盐调味即可。

功效:养血强筋,活血通络。适用于类风湿关节炎属筋脉失养者,证见下肢挛痛、麻木、活动不灵等。

◈ 菟丝羊骨汤

用料:羊脊骨(连尾)1 条,肉苁蓉 25 克,菟丝子 18 克,精盐、白酒适量。

制法:把菟丝子用白酒浸泡 3 日,晒干后捣成末。肉苁蓉用酒浸一夜。羊脊骨洗净,斩块。把肉苁蓉、羊脊骨放入锅中,加入适量清水,用中火煮 2～3 小时,加入菟丝子末,用精盐调味即可。空腹随量饮用。

功效:补益肝肾,舒筋通络。适用于风湿患者,证见四肢久痹不愈、反复发作,或呈游走性疼痛,或呈酸胀红肿,甚则关节变形、活动不利、痹着不仁、腰脊酸痛、神疲乏力等。

◈ 苁蓉羊骨汤

用料:羊脊骨 500 克,肉苁蓉 15 克,枸杞子 15 克,红茶 3 克,大葱叶末、姜片、精盐、鸡精、胡椒粉各适量。

制法:

① 把肉苁蓉洗净,与红茶一同放入纱布袋中。枸杞子洗净,羊脊骨洗净,斩块。

② 把药袋、枸杞子、羊脊骨一同放入锅中,加入适量清水,用大火煮开,加入料酒,转用小火炖 30 分钟,取出药袋,调味后加入大葱叶末,搅匀煮沸即可。

功效:补益脾肾,祛风化湿。适用于风湿性关节炎、强直性脊柱炎等。

◈ **苁蓉羊肾羹**

用料：羊肾 2 个，肉苁蓉 30 克，高汤 500 毫升，葱、姜、精盐、鸡精、料酒、胡椒粉、湿淀粉各适量。

制法：

① 将肉苁蓉用酒浸一夜，去鳞片，切细。羊肾切开去脂膜，洗净切末，加入精盐、料酒、水淀粉腌匀。葱切花，姜切末。

② 把肉苁蓉、姜末放入锅内，加入高汤，煮 30 分钟，放入羊肾烧沸，下入葱花、精盐、鸡精、料酒、胡椒粉调味，再用湿淀粉勾芡后即可食用。

功效：健脾补肾，益气补虚，温中暖下。适用于风湿病关节冷痛、腰痛乏力等。

◈ **巴戟羊肾汤**

用料：羊肾 1 对，巴戟天 15 克，杜仲 15 克，五味子 6 克，枸杞子 30 克，高汤 1000 毫升，葱段、姜片、精盐、鸡精、水淀粉各适量。

制法：

① 把羊肾去腰臊，洗净，切成小块，用料酒、水淀粉、精盐腌渍。杜仲、巴戟天、五味子洗净，填入药袋中。

② 把药袋、枸杞子一同放入锅中，加入高汤，用大火煮沸，转用中火煮 1 小时，放入羊肾、姜片、葱段、料酒，煮至羊肾熟透，除去药包，用精盐、鸡精调味即可。

③ 每日 1 次，连续食用 10 日。

功效：温阳固精，强筋益骨。适用于风湿病腰膝酸软、筋骨无力等症。

◎ 枸杞子煨羊肾

用料：枸杞子20克，羊肾1对，羊肉100克，胡萝卜200克，大葱叶末、姜片、精盐、鸡精、料酒各适量。

制法：

① 枸杞子洗净。羊肾清理干净，用清水反复洗，切成片。羊肉洗净，切成块。胡萝卜洗净，切成块。

② 把羊肾、羊肉放入锅中，加入适量清水、姜片，用大火烧沸，加入枸杞子、胡萝卜、料酒，用小火煨至羊肉烂熟，加入精盐、鸡精、大葱叶末，烧沸即可。

功效：温阳暖胃，强筋健骨。适用于强直性脊柱炎、骨性关节炎等。

◎ 羊肾温阳汤

用料：羊肾1对，白萝卜50克，牛膝30克，制附片6克，大蒜50克，葱末、姜末、精盐、鸡精、料酒各适量。

制法：把羊肾剖开，去筋膜、臊腺，清洗干净，切成薄片。白萝卜洗净，切成细丝。大蒜洗净，拍碎。牛膝、附片洗净，放入锅中，加入清水1000毫升，加入料酒、葱末、姜末，煮熟后，加入精盐、鸡精、蒜末，煮开即可。

功效：温阳祛寒。适用于风湿性关节炎、类风湿关节炎等症。

◎ 炖羊腿狗肉

用料：狗肉、羊腿连骨各1500克，干橘皮、鲜橘皮末各12克，红辣椒末、葱白、生姜、精盐、料酒、花椒、植物油各适量。

制法：干橘皮、鲜橘皮、红辣椒洗净，切碎。将狗肉、羊腿连骨放入锅中，加清水适量，放入橘皮末、辣椒末，调入各种味料，用微火炖至狗肉、羊肉熟烂即成。

功效：滋阴壮阳，补血益气。适用于类风湿关节炎。

◈ 菟丝狗肉汤

用料：狗肉 500 克，菟丝子 30 克，附片 15 克，葱段、姜片、精盐、鸡精、料酒各适量。

制法：

① 把狗肉洗净，下入开水中焯透，捞出，切成小块。

② 锅置火上，下入狗肉、姜片煸炒，调入料酒，加入适量清汤，下入包好的菟丝子、附片、葱段，用大火烧沸，转用中火炖 2 小时，至肉熟烂，用精盐、鸡精调味即可。

③ 食肉喝汤，每日 2 次。

功效：益肾壮阳，祛寒除湿。适用于脾、肾阳虚型风湿性关节炎患者。

◈ 海风藤狗肉汤

用料：狗肉 90 克，海风藤 30 克，桂枝 5 克，胡椒 15 克，陈皮、食用油、精盐、鸡精各适量。

制法：将狗肉洗净，切成块，下入油锅，炒至狗肉微红，盛出放入汤锅。把海风藤、桂枝、胡椒、陈皮均洗净，放入汤锅中，加入适量清水，用中火煮 2~3 小时，至狗肉酥烂，调味即可。

功效：温经逐寒，祛风除湿。适用于强直性脊柱炎属风寒湿痹阻型，证见脊背僵硬冷痛、痛如椎刺、遇寒加剧、得暖

风湿病的治疗与调养

痛减等。

◈ **仙茅狗肉汤**

用料：仙茅 15 克，狗肉 250 克，芡实 60 克，红枣 8 枚，高汤 1000 毫升，葱段、姜片、精盐、鸡精、料酒各适量。

制法：

① 把狗肉洗净，切成块，入开水锅中焯后捞出。仙茅洗净，泡透。芡实洗净、泡透。红枣洗净、去核。

② 把仙茅、红枣、芡实与狗肉一同放入锅中，加入高汤、葱段、姜片、料酒，用大火煮沸，转用中火煮 2 小时，调味即可。

③ 每日 1 次，连续食用 10 日。

功效：温肾壮阳，强筋益骨。适用于风湿病筋骨无力、下肢痹痛、肌肉萎缩等症。

◈ **牛膝狗骨煲**

用料：牛膝茎 30 克，狗骨 500 克，葱段、姜片、料酒、精盐、鸡精各适量。

制法：把狗骨洗净，打碎。牛膝茎洗净，用纱布包起，与狗骨一同放入砂锅内，加入清水、料酒、葱段、姜片、精盐，用小火煲 1 小时，调入鸡精即可。

功效：祛风利水，活血通络。适用于风湿性关节炎患者。

◈ **桂枝葛根狗肉汤**

用料：桂枝 10 克，葛根 10 克，补骨脂 10 克，狗肉 500 克，葱段、大葱叶末、姜片、精盐、鸡精、料酒各适量。

制法：

① 把桂枝洗净、葛根、补骨脂洗净，放入锅中，加入适量清水，煮 30 分钟,滤取其汁。

② 狗肉洗净，切成块，与药汁一同放入砂锅中，加入葱段、姜片，适量清水，用大火烧沸，撇去浮沫，加入料酒、精盐、鸡精,转用小火煮至狗肉烂熟,撒入大葱叶末,拌匀即可。

功效：补肾壮阳，散寒止痛。适用于风湿性关节炎属阳虚寒盛、风湿痹阻证。

◈ 杜仲鹿筋汤

用料：鹿蹄筋 200 克,杜仲 20 克,熟附片 10 克,川芎 5 克,清汤 1000 克,姜片、葱段、精盐、鸡精各适量。

制法：

① 把鹿蹄筋冲洗后入开水中煮约 10 分钟，捞出冲洗后，与姜片、葱段、料酒一同放入锅中，加入适量清水煮约 30 分钟,捞出切段。把杜仲、熟附片、川芎洗净装入纱袋中。

② 把所有原料放入砂锅内，加入清汤炖约 3 小时，除去姜片、葱段、药袋，用精盐、鸡精调味即可。

③ 每日 1 次，连续食用 10 日。

功效：补益肝肾，强筋健骨。适用于风湿病腰膝酸软、下肢痹痛、肌肉萎缩等症。

◈ 蛇肉汤

用料：乌蛇 1 条，红尖椒 20 克，葱段、姜片、料酒、精盐、鸡精、胡椒粉各适量。

制法：把乌蛇去皮、内脏，洗净，与红尖椒一同放入砂锅中，加入葱段、姜片、料酒和适量清水，用大火烧沸，转用小火煮 1 小时,调味后稍煮即可。

功效:祛风散寒,舒筋通络。适用于风湿性关节炎、类风湿关节炎、强直性脊柱炎属风寒型患者。

◙ 葛根水蛇汤

用料:鲜葛根 500 克,鲜水蛇 200 克,薏苡仁 30 克,生姜 4 片。

制法:鲜葛根、薏苡仁均洗净。水蛇清理干净,切成段,与葛根、薏苡仁、生姜一同入锅中,加入适量清水,煮至蛇肉烂熟即可。

功效:清热祛湿,通络止痛。适用于湿热痹证,证见关节红肿,屈伸不利等。

◙ 黑豆蛇肉羹

用料:黑豆 90 克,蛇(有毒、无毒均可)1 条(约 500 克),生姜、红枣、精盐各适量。

制法:把蛇清理干净,与黑豆、生姜、红枣一同放入汤锅中,加入适量清水,用中火煮 2 小时,煮至黑豆熟烂,呈汁状,用精盐调味即可。

功效:养血祛风,通络除湿。适用于类风湿关节炎属血不养筋者,证见肢节挛痛、屈伸不利等。

◙ 黄芪蛇肉汤

用料:乌蛇(活)1 条,生黄芪 30 克,薏苡仁 60 克,当归 9 克,红枣适量。

制法:把蛇清理干净,与生黄芪、薏苡仁、当归、红枣放入汤锅中,加入适量清水,用中火煮 2 小时,取出蛇骨,用红糖调味即可。

功效:补气活血,祛湿逐痹。适用于类风湿关节炎,证见关节肿痛,痛有定处,四肢沉重,活动不便等。

◈ 天麻三蛇汤

用料:白花蛇、脆蛇、乌梢蛇各 1 条,天麻 30 克,玉竹 60 克,高汤 1000 毫升,生姜、葱、精盐、鸡精、料酒各适量。

制法:

① 将三蛇宰杀后,去皮、头,起肉拆骨;把蛇骨包好,放入锅内,加入高汤,用旺火烧沸后,转用文火烧 1 小时,弃骨留汤用。天麻用米泔水浸软,上笼与米饭一起蒸熟,取出切片。玉竹洗净切片。葱、姜洗净,葱切段,姜切片。

② 将天麻、玉竹、蛇肉、料酒、葱、姜同放入锅中,加入蛇骨汤,文火炖 2 小时,调入精盐、鸡精即可食用。

功效:祛风除湿,舒筋活络。适用于风湿病经脉拘挛,关节屈伸不利,肌肉麻木,遇风加剧,经久不愈;或中风后半身不遂,口眼歪斜,肢体乏力等症。

◈ 桂皮寄生蛇汤

用料:桂皮 10 克,桑寄生 15 克,白花蛇 1 条,葱末、姜末、精盐、鸡精、料酒、胡椒粉各适量。

制法:把桂皮、桑寄生洗净,切成块,用纱布包起。白花蛇去头、皮、内脏,洗净,与纱布袋一同放入锅中,加入葱末、姜末、料酒、精盐及适量清水,煮至蛇肉烂熟时,调入鸡精、胡椒粉即可。

功效：祛风除湿,温经散寒。适用于风湿性关节炎。

◉ 附片鲤鱼汤

用料：鲤鱼 1 条。制附片 6 克,红尖椒 2 只,葱段、姜片、食用油、精盐、鸡精、胡椒粉各适量。

制法：制附片、辣椒洗净,放入锅中,加入适量的水,煮 1 小时,去渣取汁。鲤鱼去鳞、鳃及内脏,抽背脊筋,清洗干净,下入油锅中煎至微黄,加入药汁、葱段、姜片,用大火烧沸,转用小火煮 30 分钟,调味即可。

功效：祛湿利水,温经散寒。适用于类风湿关节炎、风湿性关节炎等症。

◉ 金樱子鲫鱼汤

用料：鲫鱼 300 克,金樱子 40 克,高汤 1000 毫升,葱、姜、精盐、鸡精、料酒各适量。

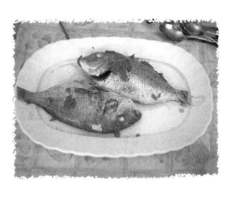

制法：将活鲫鱼宰杀后,去鳞和内脏,洗净,用精盐腌渍片刻。金樱子洗净。葱切段,姜切片。将金樱子放入锅中,加入高汤,用旺火煮 20 分钟,下入鲫鱼、葱、姜、料酒,用旺火煮 40 分钟,调入精盐、鸡精即可食用。

功效：补肝肾,强筋骨。适用于风湿病关节肿大发炎、腰痛乏力者。

◈ 牛膝鱼丸煲

用料：鱼肉 200 克，牛膝 20 克，鸡蛋 1 个，豆腐 100 克，青菜 100 克，高汤 1000 毫升，生姜、葱、精盐、鸡精、料酒、胡椒粉、湿淀粉各适量。

制法：

① 将鱼肉剁成蓉状，放入盆中，打入蛋液，加入精盐、料酒、水淀粉，打成鱼浆。牛膝洗净，润透。豆腐切成块。葱切段，姜切片。

② 将高汤倒入煲锅内，用旺火将汤烧沸，加入牛膝，煮 30 分钟后，将鱼浆做成大小适口的鱼丸，下入汤中，待鱼丸浮起，即捞到碗中。将豆腐块、青菜、葱、姜放入汤中，加入精盐、鸡精等调料，煮沸后将鱼丸全部倒入，再略煮一下即可食用。

功效：填精益髓，强肾壮阳。适用于风湿病腰膝痿软无力、肾虚阳痿者。

◈ 山药炖鱼肚

用料：山药 15 克，鱼肚 100 克，芡实 10 克，鸡肉 50 克，高汤 1000 毫升，葱段、姜片、精盐、鸡精、料酒、胡椒粉各适量。

制法：把山药、芡实洗净，泡 30 分钟。鱼肚用开水泡 20 分钟，洗净，切块，鸡肉洗净，剁成块，入开水锅中焯后捞出。把鱼肚、鸡肉、山药、芡实、姜片、葱段、料酒放入炖盅内，加入高汤，加盖用中火隔水炖 2 小时，调味即可。

功效：补肾益精，健脾益气。适用于风湿病夏季湿热发痛、阴雨天关节疼痛者。

◈ 补骨脂鱼汤

用料:补骨脂 20 克,桂花鱼 1 条,红枣 2 个,鸡蛋 1 个(取蛋清),高汤 1000 毫升,葱、姜、精盐、鸡精、料酒、水淀粉各适量。

制法:

① 将补骨脂用清水洗净,去掉杂质,放入布袋内,扎紧袋口。活桂鱼宰杀后去内脏,洗净,剔肉切片,加入蛋清、湿淀粉、精盐、料酒腌匀。红枣洗净,去核。葱切段,姜切片。

② 将补骨脂、鱼骨、红枣、姜、葱、料酒放入锅中,加入高汤,用旺火烧沸,再改用文火煮 1 小时,捞出补骨脂、鱼骨,放入鱼片烧沸,调入精盐、鸡精即可食用。

功效:补肝肾,强筋骨。适用于风湿病;证见关节肿大发炎、腰痛乏力等。

◈ 仙茅大虾粉丝煲

用料:大虾 250 克,仙茅 20 克,粉丝 50 克,高汤 400 毫升,葱、姜、精盐、鸡精、胡椒粉各适量。

制法:大虾用清水洗净,去壳,剔去虾肠。粉丝用温水发开。葱切段,姜切片。将仙茅放入煲锅内,加入高汤,用中火煲 30 分钟,去渣留汁,放入大虾、粉丝、葱、姜、料酒,烧沸后再煮 5 分钟,调入精盐、鸡精、胡椒粉即可。

功效:祛寒湿,补肾阳,强筋骨。适用于风湿病腰膝酸软等症。

◈ 刀豆淡菜羹

用料:刀豆 250 克,淡菜 50 克,薏苡仁 50 克,红尖椒 2 个,葱末、姜丝、料酒、精盐、鸡精、胡椒粉、淀粉各适量。

制法：淡菜用清水泡洗。刀豆洗净，切成丁。把薏苡仁、辣椒洗净，放入锅中，加水 1200 毫升，用大火烧开，加入葱段、姜丝、料酒、精盐，煨 30 分钟，加入淡菜、刀豆煮至豆熟，用胡椒粉、鸡精调味，用淀粉勾芡即可。

功效：温阳散寒，化湿利水。适用于风湿性关节炎、类风湿关节炎等属寒盛有湿之痹证。

◈ 元鱼银耳煲

用料：元鱼（鳖）1 只，银耳 15 克，天冬 10 克，女贞子 10 克，知母 10 克，高汤 1200 毫升，葱、姜、精盐、鸡精、料酒、胡椒粉各适量。

制法：

① 用开水将元鱼烫死，去头、爪、内脏，入沸水锅中余去血水。银耳用温水发透后去蒂，撕成小片。天冬、知母洗净，润透，切片，与洗净的女贞子一起装入纱布袋内。葱切段，姜切片。

② 将白木耳、药袋、元鱼肉放入煲锅内，加入高汤、姜片、葱段、料酒，用旺火烧沸后，改用文火炖 2 小时，捞出药袋，调入精盐、鸡精、胡椒粉即成。

功效：滋阴益气，润燥生津，祛寒除湿。适用于痰瘀痹阻型风湿病。

◈ 黄芪乌龟汤

用料：黄芪 30 克，乌龟 1 只，薏苡仁 15 克，杜仲 10 克，瘦肉 250 克，高汤 1000 毫升，生姜、葱、精盐、鸡精、料酒各适量。

制法：

① 黄芪洗净，切片。薏苡仁洗净，晾干水后用文火炒黄。杜仲洗净，切块。乌龟用开水烫死后汆去血水。瘦肉洗净，切成块。葱切段，姜切片。

② 把黄芪、薏苡仁、杜仲、乌龟、瘦肉、生姜、葱、料酒一起放入锅内，加入高汤，旺火煮沸后，再改用文火炖 2 小时，放入精盐、鸡精调味即成。

功效：健脾，益肾，消肿。适用于风湿病，证见筋骨酸软、关节肿大等。

◈ **锁阳龟肉汤**

用料：龟（龟肉、龟甲并用）1 只，干地黄 25 克，锁阳 15 克，砂仁 3 克，姜片、精盐适量。

制法：把龟清理干净，与干地黄、锁阳、砂仁、姜片一起放入汤锅内，加入适量清水，用中火炖 2 小时，调味即可。

功效：补益肝肾，强壮筋骨。适用于类风湿关节炎属肝肾不足者，证见腰膝酸软，肌肉消瘦，步履无力等。

◈ **海参龟版汤**

用料：海参 100 克，龟版 50 克，猪脊髓 4 条，牛膝 25 克，巴戟天 25 克，核桃仁 100 克，枸杞子 15 克，高汤 1000 毫升，葱、姜、精盐、鸡精各适量。

制法：

① 海参水浸发透，洗净，切成条。猪骨髓洗净，除去血筋，用沸水汆过。葱切段，姜切片。

② 将龟版、牛膝、巴戟天、核桃仁、枸杞子洗净，放入锅

中,加入高汤,用中火煎 1 小时,除去药渣,放入猪脊髓、海参、葱、姜、料酒,煮沸后撇去浮沫,调入精盐、鸡精即可。

功效:补肾益精,强壮腰膝。适用于风湿病,证见筋骨酸软、阴冷湿痛、肌肉萎缩、关节肿大等。

家庭调养茶饮制作

◈ 桑枝茶

用料:桑枝 10 克,红茶 3 克。

制法:把桑枝洗净,切细后加入水煎开 20 分钟,煎汁和红茶同入杯中,稍闷后当茶饮用。一般可反复冲泡 3～5 次。

功效:祛风通络,除湿止痛。适用于类风湿关节炎,证见手指、足趾小关节畸形、疼痛等。

◈ 山药鹿茸饮

用料:山药 30 克,鹿茸片 6 克,枸杞子 15 克。

制法:将山药、鹿茸、枸杞子洗净,一起放入锅内,加清水 500 毫升,用文火煮 40 分钟即成。

功效:补肝养肾,强筋健骨。适用于类风湿关节炎。

◈ 花生蚕豆浆

用料:花生仁 120 克,蚕豆 240 克,红糖 50 克。

制法:花生仁、蚕豆洗净,发透切碎,放入锅内,加入红糖、清水 500 毫升,用中火煮 30 分钟,待水呈棕色浑浊状时熄火,晾凉过滤后即可饮用。

功效:健腰补肾。适用于一切风湿病。

◈ 柳枝茶

用料:柳枝 5 克,绿茶 3 克。

制法:把柳枝洗净,晒干,切成细片,加入茶叶,用开水冲泡代茶饮(一般可冲泡 5～6 次)。

功效:祛风除湿,散寒止痛。适用于风湿痹痛,证见肌肤麻木,关节酸痛,每遇阴雨天加重等。

◈ 姜丝五加饮

用料:姜丝 10 克,五加皮 10 克,冰糖适量。

制法:把姜丝、五加皮放入锅中,加水煮 10 分钟,去渣取汁。把药液倒入放有冰糖的杯中。代茶饮用,可连续冲服 3～5 次,每日 1 剂,10 日为 1 个疗程。

功效:祛风除湿,温阳散寒。适用于风湿性关节炎患者。

◈ 石楠茶

用料:石楠叶 10 克。

制法:把石楠叶洗净,切碎,放入杯中,加入开水冲泡,代茶频饮(一般可冲泡 3～5 次),可常饮。

功效:祛风通络,除痹止痛。适用于类风湿关节炎、风湿性关节炎,证见四肢关节游走性疼痛。

◈ 姜乌蜜茶

用料:生姜 10 克,制川乌 5 克,红茶 5 克,蜂蜜 50 克。

制法：把生姜、川乌、红茶一同放入锅中，加入适量的水，煎 2 小时，去渣取汁，约 200 毫升，加入蜂蜜调匀。每次以 1 份煎至 2 份温开水的比例调匀，代茶饮。每日 3 次，连服 10 日。

功效：祛风除湿，散寒通络。适用于类风湿关节炎患者。

◈ 丝瓜饮

用料：老丝瓜 1 条，白糖适量。

制法：把丝瓜洗净，切碎，放入锅中，加入适量的水，煮 30 分钟，去渣取汁，调入白糖即可。

功效：清热解毒，祛风通络。适用于系统性红斑狼疮，证见关节疼痛、灼热红肿，伴有发热口渴、烦躁等。

◈ 苁蓉豆豉饮

用料：干豆豉 100 克，肉苁蓉 10 克。

制法：肉苁蓉洗净，切片。干豆豉去杂质。将肉苁蓉、干豆豉放入锅中，加入清水 500 毫升，用旺火煮沸，再改用文火煮 15 分钟，过滤后即可饮用。

功效：祛风热，畅心神。适用于风湿性关节炎。

◈ 豆豉银耳饮

用料：淡豆豉 30 克，银耳 30 克，枸杞子 15 克，麦冬 15 克，白糖适量。

制法：把枸杞子、麦冬、银耳均洗净，与淡豆豉一同放入锅中，加入适量清水，用大火烧沸后，转用小火煨 30 分钟，调入白糖即可。

功效：养阴清虚热。适用于骨关节炎证属阴虚内热型。